햇빛의 선물

Heal Yourself With Sunlight

Heal
Yourself
with
Sunlight

당뇨에서 암까지,
최고의 치유에너지

햇빛의 선물

안드레아스 모리츠 지음
정진근 옮김

에디터
editor

다른 이를 밝은 곳으로 인도하려면

용기 있게 어둠 속으로 손을 뻗어라.

치유의 길은 햇빛에 있다!

지식은 책에서 나오고 지혜는 자연에서 나옵니다. 그러니 자연의 지혜를 담은 책이야말로 가장 유익한 지식서가 아닐까 생각합니다. 햇빛, 햇살, 한의학에서 말하는 양기의 대표인 햇빛 에너지에 대해서 이 책은 사실적인 보고들과 근거 있는 논문들을 자료로 삼고 있어 우리가 알아갈수록 더 감사하게 만드는 내용들로 채워져 있습니다. 안드레아스 모리츠는 자연의 전령, 햇빛 천사가 되어 이 책을 쓴 것이 아닐까 생각됩니다.

햇빛이 나쁘지 않으므로 햇빛을 피하면 안 된다는 이야기를 하기 위해 책을 써야 하는 현실 자체가 참으로 안타깝고 서글픈 것이죠. 지구 상의 생명체라면, 그것도 육지의 생명체라면 더더욱 햇빛은 절대적인 생명 유지의 조건입니다. 그것은 처음 태어날 때부터 유전자 속에 기록되어 있는 것입니다. 햇빛이 나쁘다거나 피해야 한다는 주장은 지구에 잘못 태어났다는 얘기밖에 되지 않습니다.

우리가 살기 위해 먹는 모든 것들이 따지고 보면 햇빛 에너지의 변형된 모습입니다. 식물들이 광합성을 통해서 영양 물질을 만들면 광합성을 하지 않는 우리는 그것을 먹음으로써 햇빛 에너지를 먹는 것입니다. 직간접적으로 본다면 지구 상의 모든 생명체가 햇빛을 받기만 하는 것이 아니라 햇빛을 먹고 살기도 하는 것이죠.

제가 해외 의료 봉사를 갔던 인도와 스리랑카는 한국과 달리 강렬한 태양이 하루 종일 내리쬐는 곳이었습니다. 몇 날 며칠을 화상을 입을 정도로 뜨거운 햇빛 아래 정신없이 일하다 보면 돌아오는 공항에서는 입국 심사가 민망하게 여겨질 정도로 그곳 원주민을 닮은 피부색이 됩니다.

평소 진료실에서 지내느라 햇빛이 부족한 생활을 하던 제게 그 시간은 참 귀한 경험이었습니다. 인간도 광합성을 해야 한다고 늘 말하는 제게 참으로 풍성한 광합성의 시간이기 때문입니다. 우리 피부는 멜라닌 색소의 생산과 배출을 조절함으로써 광자극에 대응하고 적응하는 능력을 기릅니다. 햇빛을 쬐면 피부를 통해서 비타민 D가 합성되어 뼈의 형성에 도움을 준다는 것은 대부분 알고 있는 상식입니다. 천연의 비타민 D가 아무려면 건강기능식품보다 못하겠습니까?

강렬한 태양 아래서 때로는 뜨겁게 때로는 뜨거움을 피하는 동안 제 피부는 많은 비타민 D를 만들어내는 것은 물론 대단한 능력을 훈련하는 기회까지 얻고 있었습니다. 그것은 제가 파라솔 효과라고 부르는 것으로, 광자극의 정도에 따라 피부가 검게 또는 희게 색소를 조절하면서 스스로의 방어력을 올리는 기능을 키우고 있었던 것입니다. 파라솔은 빛이 강할 때는 펼쳐지고 빛이 약할 때는 접히죠. 우리 피부는 멜라닌 색소를 통해서 빛이 강할 때는 파라솔을 펼치듯 어두운 색으로 변하게 만들고 빛이 약해지면 파라솔을 접듯이 어두운 색을 거두는 것입니다. 진료실로 다시 돌아오면 얼마 지나지 않아 원래의 피부색으로 바뀌는 것을 확인할 수 있었습니다. 물론 기미나 잡티를 남기지 않고 원래 그대로 말이죠.

약한 피부 때문에 햇빛이 겁나서, 정확히는 기미가 겁나서 여행을 못 가겠다는 분들도 계십니다. 그런 분들은 평소 선블록 크림을 열심히 바르고 피부의 조절 능력을 한 번도 훈련시켜본 적 없는 사람들입니다. 그런 사람들은 강한 햇빛에 노출되면 곧 기미가 생기고 잡티가 생겨서 오랜 시간이 지나도 사라지지 않기 때문에 여행을 후회하게 됩니다.

요즘은 어린아이들도 엄마가 열심히 발라주는 선블록 크림 덕분에 일찌감치 피부를 상하기도 합니다. 그런 아이들의 피부는 피부 기능면에서 발달 장애 상태로 성인이 되기 때문에 평생 크고 작은 피부병을 피하기 어렵습니다.

제가 운영하는 '약 안 쓰고 아이 키우기' 카페에서는 아토피를 앓는 많은 아이들이 햇빛의 도움을 받아 자연치유를 하고 있습니다. 그래서 해를 피하는 것이 아니라 도리어 해가 나지 않으면 "아, 오늘은 치료를 쉬어야 하는구나" 하고 실망합니다. 어떻게든 더 많은 햇빛을 쬐려고 노력합니다. 그 덕분에 병원을 다니며 온갖 약물로 치료하는 아이들보다 더 깨끗하게, 흉터 하나 없이 온전히 잘 낫고 있습니다.

햇빛의 치유 능력은 아토피뿐 아니라 각종 관절염에서도 발휘되는 경우를 자주 만나게 됩니다. 현대의 많은 자가면역성 질환들이 대부분 햇빛 결핍과 관련되어 있음을 볼 때 반대로 치유의 길은 햇빛과 연결되어 있음을 시간이 지날수록 더 깊이 느낍니다.

이 세상에서 거저 얻는 것은 없다고 생각됩니다. 노력하고 훈련하는 만큼 얻어지는 것이죠. 그래서 저는 튼튼하고 똑똑한 피부를 원한다면, 상황에 따라서 파라솔을 펼칠 줄 알고 접을 줄 아는 피부를 만들고 싶다면 햇빛을 자주 접촉하라고 말합니다. 아토피가 심한 아이들도 깨끗한 새 피부가 갖고 싶으면 재생 에너지가 가장 강한 것이 햇빛이므로 햇빛을 자주 쬐라고 말합니다.

이 책은 선블록 크림의 문제점에 대해서도 화장품 제조 전문가인 저보다 더 많은 지식을 쏟아내며 그 위해성을 알리고 있습니다. 가장 좋은 에너지를 쏟아내지만 어느 때부터인지 피부 미용의 적으로 오인받는 햇빛의 누명이 이 책을 통해 말끔히 벗겨지기를 바랍니다.

정말 사랑스럽고 감사한 태양입니다.

김효진

살림한의원 원장, 《약 안 쓰고 아이 키우기》 저자

햇빛은 최고의 천연 치료제

'약'이라는 단어를 듣고 많은 사람들이 제일 먼저 머릿속에 떠올리는 이미지는 아마 약국에서 구입하거나 의사가 처방해주는 (플라스틱으로 포장된) 알약일 것이다.

그러나 사실은 의사의 처방으로 조제 받는 알약 등이 약의 전부는 아니다.

우리에게는 좀 더 근본적이면서 훨씬 더 중요한 치료약과 에너지가 있다. 그것은 자연이라 불리는 광활한 약국에서 누구나 무료로 사용할 수 있는데, 자연 속에서 여러분의 의사는 여러분 자신이다. 무언가 잘못되었을 때 여러분의 몸은 언제든 처방전을 보낸다. 개개인이 각자 느끼는 징후나 증상이 이러한 처방전이다.

비유를 하나 해보겠다. 몸에 수분이 부족해지면 여러분의 몸은 물이 필요하다고 말한다. 여러분이 주관적으로 경험하는 갈증이 바로 그것이다. 입이 건조함을 느낄 때 여러분은 (무료이면서 천연 물질인) 물을 마시면 문제를 해결할 수 있다는 것을 스스로 안다. 굳이 의학 전문가가 처방을 내려줄 필요는 없다. 여러분은 물을 마시면 문제가 해결된다는 사실을 본능적으로 안다.

이와 마찬가지로 일반 알약이나 정제 혹은 캡슐로 만들어져 있고 포장에 약 이름과 복용량, 유효기간과 바코드가 있는 것들만 약인 것은 아니다.

자연에는 없어선 안 되고 믿을 만하며 그 양도 풍부한 천연 치료제가 많은데, 그중에서도 가장 중요한 것이 바로 햇빛이다. 햇빛은 자연의 약국 안에 있는 것들 중에서도 그 효과가 가장 강력한 것이다.

하지만 안타깝게도, 그동안 햇빛은 우리가 갖고 있는 많은 문제들을 풀 수 있는 해결책이 아니라 그 문제들을 불러온 원인인 것처럼 비난을 받아왔다. 예를 들어 여러분이 휴게실 구석에 놓인 잡지들 가운데 하나를 집어 들어 페이지를 휙휙 넘기고 있다고 생각해보자. 그중 한 페이지에 우울한 표정의 젊은 여성이, 금발 머리 여자가 미소 짓는 사진이 들어 있는 액자를 의미심장하게 들어 올리면서 "우리 언니는 실수로 자살한 것과 같아. 피부암으로 목숨을 잃었거든"이라고 말하는 공익광고가 펼쳐진다.

충격과 동정의 분위기가 몰아치고, 두려움과 불안감이 엄습한다. 그 뒤에 이어지는 메시지는 매우 놀랍다. '우리의 삶에서 햇빛을 차단하라'라는 문구가 호소력 있게 여러분의 폐부를 찌른다. 여러분은 결코 액자 속의 슬픈 사진처럼 햇빛의 희생자가 되고 싶지 않을 것이다. 따라서 여러분의 첫 번째 반응은 지체 없이 화장품 가게로 뛰어들어가 지금까지 믿고 있던 것처럼 위험한 햇빛으로부터 자신을 보호할 최적의 제품인 자외선 차단제를 구입하는 것이다.

하지만 여기서 잠깐만 발걸음을 멈춰보자!

모든 것을 액면 그대로 받아들여서는 안 된다. 여러분은 지금 교묘하게 조작된 거짓말에 현혹된 것이다.

태양은 여러분의 적이 아니라 친구다. 여러분은 태양 덕분에 존재하는 것이다. 여러분은 자연스러운 것을 버리고 비정상적인 것을 선호함으로써 사서 고생하고 있는 것이다. 여러분은 지금 자신이 알지도 못하는 사람들의 경제적 이익을 위해 스스로의 건강은 물론 심지어는 생명까지 희생시키고 있다.

우리가 잡지에서 보는 충격적인 '공익광고'는 진실을 호도하는 것이며, 실제로는 유명한 암 관련 자선단체에 의해 제안되었고 직접 투자 관계자인 기업의 후원으로 만들어졌다. 다시 말해서 자외선 차단제 제조업체의 지원으로 만들어진 광고다. 이 광고는 여름 내내 많은 여성 잡지에 실렸다. 광고 속의 경고 문구를 그대로 인용하면, "그대로 방치할 경우, 치명적인 피부암으로 발전할 수 있다"는 것이다. 광고에서는 사람들에게 "자외선 차단제를 사용하고, 피부의 변화를 살펴보라"며 강력히 권고하기도 한다.

부끄러운 진실을 파헤쳐보자. 여러분이 아주 조금만 관심을 기울여도 사진 속 여성이 직업 모델이고 피부암 환자가 아니라는 사실을 알게 될 것이다. 또 가슴 아픈 메시지는 입증할 만한 자료도 없으면서 피부암으로 죽은 사람들이 스스로 현명하지 못해 죽었음을 은연중에 암시하려고 한다.

많은 사람들에게 이 광고는 여론을 조작하려는 부당한 시도일 뿐이다. 다른 사람들에게 이것은 공공의 이익을 최우선으로 고려한다는 믿음 아래 사회에 순진하게 자리 잡고 있는 신뢰와 신념에 대한 완벽한 배신이다. 특히 이 사건은 해당 단체가 홍보 정책을 통해 미국에서 손꼽힐 정도로 부유한 자선단체가 된 이후 학자와 일반인들에게 상당한 염려를 불러일으켰다. 이 단체의 주요 설립자가 아직도 "설탕 대신 행운의 담배(담뱃갑에 거꾸로 넣어둔 마지막 담배)에 손을 뻗어라"라는 문구로 대변되는 매우 효과적인 담배 광고로 기억된다는 사실은 단체의 설립 배경에 대한 사람들의 믿음을 회복시키는 데 아무런 역할도 하지 못했다.

그렇다. 실제로 악성 흑색종이라 불리는 치명적인 피부암이 존재하기 때문에, 피부암이 죽음을 초래할 수 있다는 사실을 대중들에게 말한다는 점에서 이 단체의 주장은 부분적으로 맞는 말이다. 하지만 이러한 치명적인 형태의 피부암은 미국에서 연간 발생하는 전체 피부암의 6%를 차지할 뿐이며, 나머지 94%는 생명을 위협하는 수준이 절대 아니다. 그러나 유감스럽게도 대부분의 사람들은 잠재적으로 치명적인 형태이지만 드물게 발생하는 악성 피부암과 나머지 양성 피부암의 차이를 제대로 이해하지 못하고 있다. 몇몇 단체들은 일반 시민들의 이러한 인식 부족을 부당하게 이용하려는 목적을 갖고 있는 것으로 보인다.

기저세포암이나 편평세포암처럼 좀 더 일반적인 형태의 피부암은 미국 내 암의 발생과 생존율에 대한 역학 정보를 수집하는 미국 국립암연구소(NCI)의 SEER 데이터베이스에서 암으로 분류되지도 않는다. 기저세포암과 편평세포암은 전이되는 경우가 매우 드물고, 거의 대부분 치료된다. 이로 인해 죽는 경우는 거의 찾아보기가 힘들다. 이처럼 훨씬 일반적인 형태의 피부암을 두고 '죽음의 편평세포암'이라거나 '치명적인 기저세포암'이라고 말하는 경우는 누구도 들어본 적이 없을 것이다.

치명적이지만 발생 빈도가 극히 드문 흑색종과 훨씬 더 일반적이고 치료가 가능한 피부 종양을 구분하지 않은 채, 햇빛에 노출되는 것이 무자비하게 생명을 앗아가는 치명적인 피부암의 원인이 된다고 일반 대중에게 시시때때로 경고하는 것은, 사람들이 공포에 떨게 하거나 두려움을 안기려는 의도로 보인다. 이들의 목적이 자외선 차단제를 비롯한 햇빛 차단 제품의 판매를 늘리려는 것임은 너무나 분명하다. 금전적인 이익을 추구하려는 것이다.

그러나 진실은 이렇다. 자외선 차단제는 기껏해야 햇빛에 의한 화상을 방지할 뿐이다. 자외선 차단제는 극히 드물게 발생하는 진짜 치명적인 형태의 피부암인 악성 흑색종을 예방할 능력도 없을뿐더러 예방하려 하지도 않는다. 햇빛에 의한 화상과 흑색종 사이에 결정적인 연관성이 있다는 사실이 밝혀진 적은 지금까지 한 번도 없었다. 그렇다면 자외선 차단제가 피부암으로 인한 사망에서 여러분을 구할 수 있다는 주장이 어떻게 논리적으로 타당할 수 있는가? 실제 연구 결과는 사람들이 자외선 차단제를 사용했을 때 흑색종 발병 위험을 가장 크게 증가시킨다는 사실을 시사한다.

나는 이 책을 통해 사람들이 햇빛에 노출되는 것에 관한 교묘한 술수와 거짓말의 이면을 볼 수 있게 되고, 가장 중요하게는 셀 수 없이 많은 햇빛의 혜택을 사람들이 깨닫는 데 도움이 될 수 있기를 희망한다. 여러분은 진실을 알 자격이 있다. 오늘날과 같은 세상에서는 아는 것이 힘이다.

안드레아스 모리츠

차례

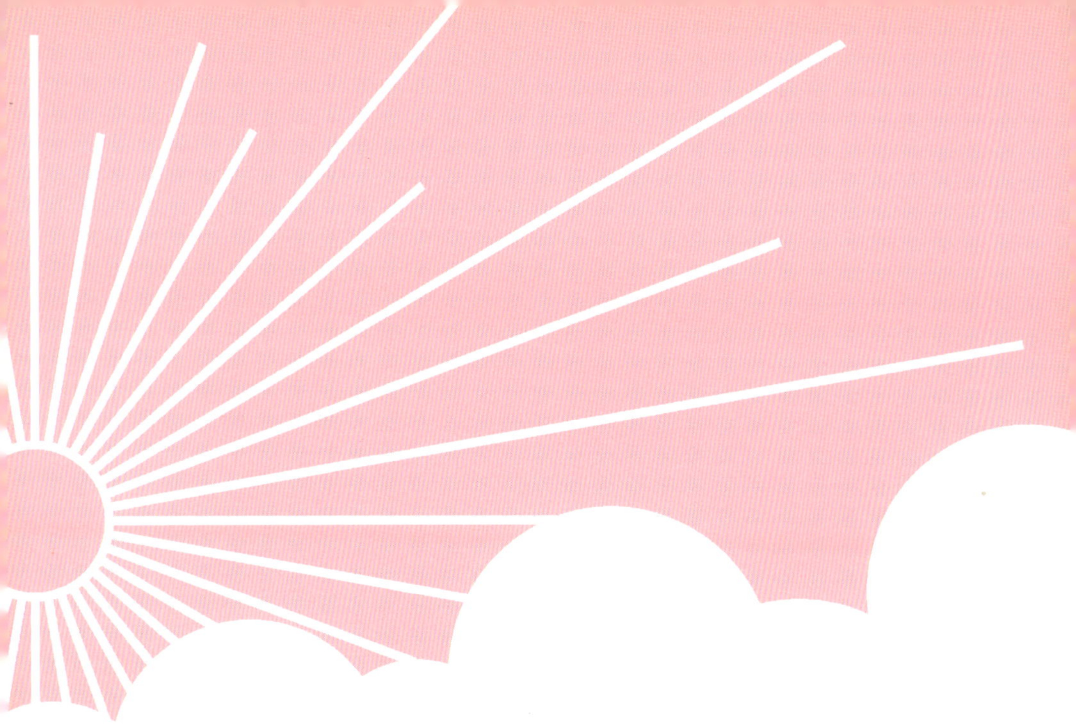

제1장

생명의 근원인 태양

햇빛은 생명을 유지하고 보존하는 데 가장 결정적인 생물학적 필수 요건이다. 우리 인간이 존재하는 것은 태양이 있기 때문이다. 만약 태양이 없다면 지구도 없을 것이고, 따라서 생명체는 물론 인간 역시 존재할 수 없다.

지구 상에 가장 먼저 존재했던 생명체는 태양을 기본적인 생존 도구로 활용했다. 광합성 생물과 독립영양생물이 바로 그런 존재들이었다. 심지어 숱한 진화가 진행된 오늘날에도 이런 생명체가 존재한다. 우리는 모두 태양에 의존하는 이들 원시 생명체로부터 진화해왔다. 우리 인간은 가장 복잡한 생명체로 지구 상에 출현했지만, 기본적으로는 여전히 태양에 의존하는 생명체로 남아 있다. 태양이 없으면 인간은 존재할 수 없다.

살균 능력이 있는 태양의 자외선에 우리 몸을 규칙적으로 노출시키면 세균이나 진드기, 곰팡이 및 바이러스 등을 효과적으로 제어할 수 있다.

자외선은 효과가 매우 강력하여 산업에서 물과 식품 및 기구 등을 살균할 때 쓰이기도 한다. 수많은 세균과 바이러스 및 미생물들이 직사광선에 장기간 노출되었을 때 생명을 잃는다. 예를 들면 공기 중에서 햇빛에 몇 시간 동안 노출되었을 때 죽는 임균(Neisseria gonorrhoea, 성병을 일으키는 세균)을 비롯하여, 많은 병원성 세균이 그렇다.

여러분은 햇빛이 세균을 죽이고, 유리창을 통과한 햇빛이라 해도 그런 능력에 변함이 없다는 사실을 알고 있는가? 또 어두운 병실보다 햇빛이 비치는 병실에 세균이 적다는 사실을 알고 있는가?

강력한 면역 활성 효과는 햇빛을 가장 중요한 질병 억제제 중 하나로 만든다. 하지만 이것은 인간의 건강을 유지하고 증진시키기 위해 햇빛이 제공하는 여러 혜택 중 한 예에 불과하다.

태양은 지구 상에서 사용할 수 있는 유일한 에너지원이다. 태양은 식물의 성장과 번식에 들어가는 재료들을 합성하는 데 필요한 모든 에너지를 공급한다.

에너지는 그 형태만 바뀔 뿐이지 새롭게 만들어지는 것이 아니다. 태양에서 공급된 에너지는 식물에 저장된다. 우리는 이런 식물들을 섭취하면서 그 안에 저장된 에너지도 함께 섭취한다. 그때 이 에너지가 우리 몸 안에서 똑같은 양의, 형태가 다른 에너지로 변환된다.

태양에너지는 식물에 의해 탄수화물, 단백질 그리고 지방의 형태로 변환되어 저장된다. 식물성 식품을 섭취하면 우리가 활동하고 건강한 삶을 유지하는 데 필요한 에너지를 공급받는다. 몸 안에서 식품을 소화, 흡수 및 대사하는 과정들은 이처럼 다양한 형태로 저장된 태양에너지를 분해하고 운반하여 저장하거나 활용할 목적으로 사용된다.

햇빛에 의해 식품이 직접 만들어지는 먹이사슬의 가장 아래 단계는 우리로 하여금 대부분의 태양에너지를 사용할 수 있게 해준다. 이는 먹이 피라미드의 맨 아랫부분의 식물에 가장 많은 태양에너지가 들어있다는 의미다. 반대로 먹이사슬에서 높은 단계에 있을수록 태양에너지가 매우 적거나 전혀 없을 수도 있으며 실제로 몸에 해롭거나 아무 쓸모가 없다. 그런 것들의 예로는 죽은 동물이나 생선으로 만든 식품, 정크푸드, 전자레인지로 조리한 식품, 냉동식품, 방사능에 노출된 식품, 유전자 조작으로 생산된 식품 그리고 가공식품 등이 있다. 과학자들은 유전자 조작을 가한 식품이 인간의 건강에 해로울 수 있다는 사실을 1998년에 처음으로 알아냈다. 영국 애버딘에 있는 로웨트 연구소의 연구원들은 유전자 조작 식품이 실험용 쥐의 면역 체계를 손상시킬 수 있다는 사실을 발견했다. 햄버거나 아이스크림을 비롯하여 우리가 마트에서 구입하는 가공식품의 60% 정도에 유전자 조작을 가한 재료가 포함되었을 가능성이 있다.

나무, 연료 그리고 광물 역시 태양에너지가 다른 형태로 저장된 것일 뿐이다. 이것들은 태양에너지의 저장소다. 그리고 태양에너지는 일반 비재생 에너지와 달리 고갈될 염려가 없다.

태양이 지구로 보내는 에너지의 총량은 현재 우리가 생산하고 소비하는 에너지의 3만 5000배에 이르는 엄청난 양이다. 실제로 이 에너지의 일부는 다시 반사되어 우주 공간으로 날아가지만 많은 부분이 대기 등을 통해 흡수된다. 이 에너지는 손쉽게 실용적으로 사용될 수 있다. 바로 우리의 몸이 태양에너지를 이용한다.

모든 물질은 태양에너지를 품고 있다. 우리 몸의 세포는 태양에너지가 뭉쳐진 덩어리다.

우리가 섭취하는 포도당과 산소는 태양의 산물이다. 태양으로부터 에너지를 받은 포도당과 산소가 없다면 우리는 어떤 사고(思考) 활동도 할 수 없을 것이다.

태양에 의해 데워진 대기는 대양으로부터 수분을 흡수할 수 있다. 습기를 가득 머금은 공기가 높이 올라가면 온도가 떨어지면서, 머금고 있던 수분 일부를 배출한다. 이렇게 배출된 수분은 비나 눈의 형태로 지표면에 떨어져 강을 채우고 대지와 식물에 수분을 공급한다.

태양은 지구의 자전과 관련한 상대적 위치, 달의 위치 그리고 태양 내부의 주기적인 활동(태양흑점주기) 등에 따라 지구 전체의 기후와 계절의 변화를 비롯하여 기온, 강수량, 구름의 형성, 우기와 건기 등을 관장한다.

지구는 인간만 살아가는 행성이 아니다. 태양은 식물, 동물, 곤충 및 미생물 등 지구 상에 존재하는 모든 종(種)의 성장을 돕는데, 특히 미생물이 없었다면 지구 상의 어떤 생명체도 살아 있지 못할 것이다.

지구 상에 존재하는 생명체는 무한할 정도로 다양하고 복잡하여 생태계 이면에 존재하는 수학적 복잡성은 아무리 성능이 뛰어난 슈퍼컴퓨터로도 헤아릴 수 없다. 하지만 태양은 한 치의 실수도 없이 각각의 종 — 그것이 개미든 나무든 혹은 인간이든 — 이 진화론적 목적과 주기를 충족시키기 위해 필요로 하는 양이 어느 정도인지를 정확히 '계산'해낸다.

그러므로 우리 조상들이 태양을 신처럼 숭배한 것은 그리 놀라운 일이 아니다. 지구 상의 모든 인종과 문명이 모두 자신들의 방식으로 태양을 숭배했다.

로마 문명의 태양신 아폴로는 빛과 치유의 신으로 숭배되었다. 고대 그리스 문학에서 헬리오스는 빛의 고리에 둘러싸여 날마다 하늘을 가로지르는 마차를 모는 태양신으로 묘사되었다. 고대 이집트의 태양신 라(Ra)는 신성(神性)의 표출이었다. 이집트인들은 라의 눈물에서 인간이 태어났다고 믿었다. 중국인들은 열 개의 태양이 있으며 그것들이 차례대로 나타난다고 믿었다. 힌두교도는 특별한 요가 자세와 성스러운 주문으로 태양을 경배했다. 그들의 요가 자세인 수리야 나마스카라(Surya Namaskara, 태양 경배 자세)는 오늘날에도 여전히 많은 사람들이 수행하고 있다.

태양에 의해 만들어진 전자기파는 다양한 파장으로 전달되는데, 이처럼 서로 다른 파장이 태양 빛의 고유한 작동 방식과 능력을 결정하는 요인이 된다. 태양으로부터 오는 빛의 파장은 0.00001nm(1nm는 10억분의 1m)의 우주선(宇宙線)에서 약 4990km의 전자파까지 다양하다. 햇빛에는 우주선, 감마선, 엑스선, 여러 종류의 자외선, 일곱 가지 색으로 이루어진 가시광선 스펙트럼, 단파 적외선, 적외선, 라디오파 그리고 전자파 등이 있다. 이들 에너지 파동의 대부분이 지구를 둘러싸고 있는 다양한 대기층에서 흡수되거나 사용된다.

태양으로부터 나오는 전자기파 스펙트럼 중에서 아주 작은 부분만 지구 표면까지 도달한다. 그리고 인간의 눈은 이 전자기파 스펙트럼 중에서 겨우 1%만 인지할 수 있다. 우리는 자외선이나 적외선을 눈으로 볼 수 없지만, 이것들은 우리에게 매우 강력한 영향을 미친다.

실제로 자외선은 여러 광선 중에서 생물학적으로 가장 중요한 활동을 한다는 사실이 증명되었다. 자외선과 다른 모든 광선들은 지구 상의 위치와 계절에 따라 그 강도가 크게 달라진다. 그 덕분에 지구에서 살아가는 모든 생명체는 성장과 진화에 필요한 변화의 주기를 일정하게 유지할 수 있다.

제2장

자외선의 놀라운 치유력

화창한 봄날에 밝고 따뜻한 햇빛을 즐기기 위해 집 밖으로 나서던 시절은 이미 사라졌다. 아주 용감하거나 혹은 아주 '부주의한' 일부 사람들만 자외선 차단제 업계의 지지를 받는 보건 당국과 암 전문가들이 내린 엄중한 경고를 무시하고 겁도 없이 태양 아래에서의 모험을 한다. 경험이 적은 일부 의사들은 태양 빛의 위험한 공격에 완벽하게 대비하지 않은 상태에서 햇빛 아래 나아가는 것을 무책임하고 '위험한' 행동으로 여긴다. 그들의 기득권을 위해 봉사하는 자들은 머리끝에서 발끝까지 자외선 차단제를 바르지 않은 상태에서 햇빛에 노출되는 것은 목숨을 건 도박이라고 말한다.

하지만 햇빛은 절대로 생명을 위협하는 존재가 아니다! 좀 더 정확히 말하면 태양은 우리의 생명을 지켜주는 존재다!

그렇지 않았다면 자외선 차단제가 없었던 인간이 어떻게 세대를 거듭하며 진화를 이뤄낼 수 있었겠는가?

다행히 햇빛이 질병을 일으킨다는 과학적 증거가 전혀 없다는 사실 덕분에 이 같은 터무니없는 오해가 점차 사라지고 있다. 아니, 그 반대로 햇빛을 잘 쬐지 못하는 것이 가장 중요한 질병의 원인 중 하나라는 사실이 밝혀지고 있다.

태양은 오랫동안 인류로부터 잘못된 비난을 받아왔다. 태양을 비난한 것은 주로 자외선 차단제 업계나 의료 산업에 종사하는 사람들이고, 우리는 그에 동조한 배심원이었다. 태양을 비난할 만한 아무 확증이 없다는 사실을 깨닫기 시작한 것은 아주 최근의 일이다. 어쨌거나 우리는 태양이 아무런 죄가 없다는 사실을 이제야 알아가고 있는 중이다.

우리는 햇빛 중에서 자외선 영역만 무언가 잘못이 있는 것으로 여겨왔지만, 실제론 자외선이 인간의 건강에 핵심적인 역할을 한다는 사실이 밝혀지고 있다.

자외선이란 무엇인가?

자외선은 태양의 서로 다른 세 가지 빛 중 하나다. 자외선은 인간의 눈에 보이지 않지만 태양으로부터 나오는 빛과 에너지를 구성하는 전자기파 스펙트럼의 일부분이고, 300~380nm의 가장 짧은 파장을 갖고 있다. 태양의 빛을 구성하는 나머지 두 가지는 가시광선과 적외선이다.

자외선은 태양으로부터 자연스럽게 나오는 빛이지만, 인간이 만든 램프 등에서도 자외선을 만들 수 있다. 그러나 인간이 사용할 수 있는 자외선의 주요 공급원은 태양이다.

태양의 자외선은 하루 중 그 강도가 일정하지 않은 데다, 지구 상의 위치에 따라서도 그 강도가 다르다. 하루 중 자외선이 가장 강한 시간은 정오 무렵이다. 하루에 쏟아지는 자외선의 절반 정도가 정오를 전후한 몇 시간 동안 집중되는 것으로 측정된다. 지구 위에서 태양과의 상대적인 위치 외에 구름과 오존도 자외선의 강도에 영향을 미친다.

오존은 태양으로부터 오는 자외선의 대부분을 흡수하고 지표면으로는 아주 적은 양만 도달하도록 해준다.

이렇게 겨우 지표면까지 도달한 자외선도 창문이나 건물 외벽, 안경, 선글라스, 자외선 차단 로션, 의복 등에 의해 쉽게 차단된다.

일반 유리창은 태양의 자외선을 통과시킨다. 그러나 오늘날에는 자외선 차단 필름을 입혀 최소 95% 이상의 자외선을 차단하는 유리창이 만들어지고 있다. 심지어 안경점에서 맞추는 안경이나 콘택트렌즈도 자외선을 차단할 수 있다.

1930년대에 항생제 — 최초의 항생제는 페니실린이다 — 가 발견되기 전, 즉 근대화 과정에서 의약품이 만들어지기 전까지 유럽 의학계에서는 햇빛의 치유력을 선호했다.

19세기에서 20세기 중반까지만 해도 햇빛에 의한 치유, 즉 햇빛요법을 감염성 질병의 가장 효과적인 치료법으로 여겼다. 햇빛요법은 기본적으로 태양의 직사광선에 자연스럽게 노출되는 것을 원칙으로 한다.

연구 결과는 잘 조절된 양의 햇빛을 쬐게 해주었을 때 고혈압 환자의 혈압이 극적으로 떨어지고, 당뇨 환자의 비정상적으로 높은 혈당 수치가 감소하며, 사람이 질병에 저항할 때 필요한 백혈구 수치가 증가한다는 사실을 밝혀냈다. 햇빛요법은 심지어 심박출량을 증가시키고, 혈액의 산소 운반 능력을 배가시키기도 한다. 통풍, 류머티즘 관절염, 대장염, 동맥경화증, 빈혈, 방광염, 습진, 여드름, 건선, 헤르페스 감염, 루푸스, 좌골신경통, 신장 질환, 천식 그리고 심지어 화상으로 고통을 겪는 환자들 역시 모두 햇빛 속의 치유 광선인 자외선을 쬐는 것으로 상당한 치료 효과를 거둘 수 있다. 심지어 햇빛요법은 암연구소에서 DNA를 성공적으로 재건하기 위해 사용되기도 한다. 햇빛요법을 시행했을 때 몇 시간 안에 암세포가 소멸하는 것이 관찰되었다. 건강한 조직은 그대로 보존되었고 치료 과정이 끝난 후에도 아무런 해를 입지 않았다. 단 한 번의 햇빛요법으로 70~80%의 암세포가 반응을 보였다.

햇빛은 치료 범위가 가장 넓은 강력한 천연 치료약일 것이다. 의학박사인 오귀스트 롤리에(Auguste Rollier)는 그가 활동하던 당시에 가장 유명한 햇빛요법 시술자였다. 그는 한창때 스위스 레이신의 36개 병원에서 1000여 개의 병상을 운영했다. 그가 운영하는 병원들은 해수면으로부터 5000피트(약 1500m) 높이에 있었다. 해수면으로부터 1000피트(300m) 올라갈 때마다 자외선의 강도는 4%씩 증가한다.

따라서 해발 5000피트에서 태양의 자외선 강도는 해수면 높이에서의 자외선 강도에 비해 20% 정도 높아진다.

전략적으로 선택한 병원의 위치 덕분에 그의 환자들은 더 많은 자외선을 쬘 수 있었다. 롤리에 박사는 폐결핵, 구루병, 천연두, 심상성 낭창(피부 진성 결핵의 하나) 등의 질병과 상처를 치료하는 데 자외선을 이용했다.

그는 자외선을 이용한 결핵 치료로 1903년 노벨상을 수상한 덴마크의 내과 의사 닐스 핀센(Niels Finsen) 박사의 발자취를 따랐다. 롤리에 박사의 병원에서는 20년 동안 2000건 이상의 골결핵(결핵균이 골조직에 증식하여 발생하는 질환—옮긴이) 및 관절결핵(결핵균에 의한 관절 내 감염—옮긴이)을 치료했고, 그중 80% 이상이 완치되었다.

롤리에 박사는 영양가가 풍부한 식사와 함께 이른 아침에 햇빛을 쬐는 것이 가장 좋은 효과를 나타낸다는 사실을 발견했다.

그의 환자들 중 많은 수가 어린이였는데, 그들은 햇빛 쬐는 부위를 점점 늘려가다가 나중에는 거의 벌거벗은 상태로 햇빛을 쬐었다. 겨울에는 차갑고 건조한 공기 속에서 거의 하루 종일 햇빛을 쬐어야 할 때도 있다. 하지만 여름에는 이른 아침 시간에만 햇빛을 쬐는 것으로 시간을 제한했다.

당시에는 해마다 10만 명 이상이 결핵으로 목숨을 잃어, '백색 페스트(White Plague)'라는 별칭을 얻었다. 그런 까닭에 결핵을 비롯한 많은 질병들을 기적처럼 완치시켰다는 사실이 큰 화제가 되었다.

의학계를 가장 놀라게 한 것은 환자가 선글라스를 착용했을 때는 태양으로부터 오는 치유의 빛이 아무 효과가 없다는 사실이었다. (선글라스는 태양으로부터 나오고 생화학적으로 핵심적인 기능을 하는 빛의 스펙트럼을 가로막는다—옮긴이) 심지어 그늘에 있을 때에도 여러분의 눈은 이 빛을 감지한다. 1933년까지 알려진 바에 따르면 165가지가 넘는 질병에 대해 햇빛이 유익한 치료 효과를 나타냈다.

그러나 1954년에 롤리에 박사가 사망하고 제약 산업의 세력이 확장되면서 슬프게도 햇빛요법의 이용이 감소하기 시작했다. 햇빛에 의한 조용한 치유 효과는 점차 무시되다가 오래지 않아 사람들의 기억에서 사라졌다.

1960년대에는 사람이 만든 '기적의 약'이 의사회를 매료시키면서 태양의 치유력을 대체하게 되었다. 그리고 1980년대에 들어서면서 대중들은 햇빛을 쬐는 것이 위험하고 피부암을 발생시킬 위험이 있다는 경고를 점점 더 자주 들어야 했다. 심지어 자외선 차단제를 제조하는 기업들의 강력한 로비로 공포에 떨기도 했다. 하지만 그런 기업들은 사회의 건강과 복지보다는 기업의 이익에 더 큰 관심을 갖고 있는 집단이다.

오늘날 태양은 피부암, 실명을 유발하는 백내장 그리고 피부 노화를 일으키는 주범으로 여겨지고 있다.

그리고 자신을 햇빛에 노출시키는 '위험'을 무릅쓰는 몇몇 사람들만 자외선 차단제를 사용하지 않고 과도한 노출로 피부에 화상을 입히지 않는 한 햇빛이 실제로는 기분을 좋게 만들어준다는 사실을 알고 있다.

햇빛을 지나치게 많이 쬐면 좋지 않은 것이 틀림없는 사실이지만, 햇빛을 전혀 쬐지 않는 것은 더더욱 좋지 않다.

햇빛에 너무 노출되었을 때 피부가 손상된다는 것은 사실이다. 그러나 햇빛을 적게 쬐면 건강에 더 많이 해롭다. 적당한 양의 햇빛을 쬐어야 한다. 모든 면에서 적절하게 절제된 사람이 건강을 얻는다.

햇빛요법을 대체한 항생제의 사용은 최근 들어 약제에 내성을 가진 세균을 만들어내고 있다. 이렇게 내성을 가진 세균은 햇빛, 물, 공기, 음식 그리고 운동이 균형을 이루는 치료 외에는 달리 방법이 없다.

제약 산업의 놀라운 발전에도 불구하고, 세균은 그보다 한 걸음 정도 더 앞서 있는 것처럼 보인다. 새로운 특효약이 나왔다는 소식을 듣고 나서 어느 정도 시간이 지나면 해당 병원체의 새로운 변종이 출현했다는 소식을 듣게 되는 것이다.

치유는 몸의 필수적인 요소들이 균형을 이룰 때에만 가능하다.

그것이 무엇이든 삶의 필수적인 요소들 중에서 하나를 없애거나 지나치게 양을 줄였을 때 반드시 질병이 생긴다. 질병은 신체적, 정신적, 영적인 기능이 평형을 이루지 못한 상태를 말한다. 따라서 건강은 기본적인 요소들이 균형을 이룰 때에만 되찾을 수 있다.

태양의 자외선은 호르몬 생산을 증가시키도록 갑상선을 자극하고, 갑상선 분비는 신진대사를 조절한다. 호르몬 분비량이 증가하면 몸의 기초 대사율이 증가한다. 이는 체중 감량과 근육 발달에도 큰 도움이 된다.

실내에서 가축을 기르면 매우 빠른 속도로 살이 찌는데, 이것은 햇빛을 멀리하는 인간에게도 똑같이 적용될 수 있다. 따라서 살을 빼고 싶거나 근육을 강하게 만들고 싶다면, 여러분의 몸을 주기적으로 태양에 노출시켜야 한다.

태양을 멀리하는 사람은 누구든 몸이 약해지고, 그 결과 정신적인 문제와 신체적인 문제로 고통을 겪게 된다. 그런 사람은 머지않아 활력이 감소하고, 그것은 삶의 질에 반영되어 나타난다. 노르웨이나 핀란드 같은 위도 66.5도 이상의 북유럽 국가에는 극야 현상(極夜現象)이라고 해서 낮에도 해가 잘 보이지 않는 암흑기가 해마다 몇 달씩 나타난다. 이런 나라에 사는 사람들은 과민성, 피로, 질병, 불면증, 우울증, 알코올중독 및 자살 등이 나타날 가능성이 해가 잘 드는 나라에 사는 사람들에 비해 훨씬 높다. 또한 피부암의 발생 비율 역시 상대적으로 더 높다. 예를 들어 스코틀랜드 북부의 오크니와 셰틀랜드 제도에 사는 사람들에게 피부암의 일종인 흑색종이 발생할 가능성은 지중해의 섬에 사는 사람들에 비해 10배 이상 높다.

자외선은 솔리트롤(solitrol)이라 불리는 피부 호르몬을 활성화시키는 것으로 알려져 있다. 솔리트롤은 우리의 면역 체계와 몸의 여러 조절 중추에 영향을 미치고, 뇌의 솔방울샘에서 분비되는 호르몬인 멜라토닌과 함께 기분을 변화시키고 하루의 생체 리듬을 조절하는 역할을 한다.

우리 몸의 적혈구에 있는 헤모글로빈은 모든 세포의 기능에 필요한 산소와 결합하기 위해 자외선을 필요로 한다. 따라서 햇빛이 부족한 것은 피부암과 다른 형태의 암을 비롯하여 거의 대부분의 질병이 발생하는 것과 관련이 있다. 여러분도 곧 알게 되겠지만, 햇빛을 잘 쬐지 않으면 여러분의 건강에 매우 해로운 영향을 미칠 수 있다.

제3장

자외선이 피부암을 일으키는 원인일까?

암은 수 세기 동안 존재했지만 현대의 흑사병이라고 할 만하다. 연구 결과에 의하면, 미국인의 사망 원인 중 25%가 다양한 형태의 암이라고 한다.

암은 일단의 세포들이 통제에서 벗어난 성장을 하고, 종양을 만들지 않는 백혈병과 같은 특별한 암을 제외한다면 대부분의 경우에 악성 종양을 형성하는 것으로 특징지을 수 있는 신체적인 이상 상태를 의미한다.

세포의 비정상적 증식은 악성 종양의 특징인 주변 조직으로의 침투를 동반한다. 그에 비해 양성 종양은 주변 조직을 침범하지 않기 때문에 덜 위험하다.

악성 종양에서 나타나는 또 다른 특징은 일반적으로 림프계 혹은 혈관을 통해 암이 몸의 다른 부위나 장기로 퍼져나간다고 여겨지는 전이(轉移) 현상이다.

암은 세포 내 유전물질에 이상이 생겼을 때 나타난다. 이러한 이상은 선천적인 것일 수도 있고 발암물질, 즉 암을 유발하는 물질의 영향으로 생겨난 것일 수도 있다. 발암성의 특성을 갖고 있는 것으로 밝혀진 물질들은 많지만, 가장 일반적인 것으로 담배 연기, 몇몇 화학물질, 가공 육류, 자연 발생적인 독소, 자극제, 특정 방사선 그리고 바이러스 등이 있다. 이 중 대부분은 쉽게 피할 수 있는 것들이다. 전 세계적으로 암에 의한 사망 중 3분의 1 이상이 흡연, 알코올 섭취 그리고 가장 일반적인 것으로는 건강하지 못한 식단처럼 변경 가능한 위험인자에 의한 것이었다.

암은 발병 위치에 따라 종류가 다양하다. 남성에게서 가장 일반적인 암 발병 위치는 전립선이고, 여성의 경우에는 유방 조직이다. 그러나 암은 피부를 비롯해 몸의 어느 곳에든 나타날 수 있다.

대부분의 피부암은 멜라닌 형성 세포에 이상이 생긴 결과로 나타난다. 멜라닌 형성 세포가 눈에 잘 띄는 피부의 가장 바깥쪽 층, 즉 표피에 있기 때문에 피부암은 다른 암에 비해 비교적 일찍 발견된다. 피부암은 임상에서 가장 흔히 진단되는 암이다. 또 형태학적으로 눈에 잘 띄기 때문에 폐암이나 유방암 혹은 전립선암에 비해서도 훨씬 쉽게 진단된다.

피부암에는 세 가지 기본적인 형태가 있는데 기저세포암(BCC),

편평상피암(SCC) 그리고 악성 흑색종이 그것이다. 기저세포암과 편평상피암은 비흑색종으로 점점 더 자주 발병하는 데 반해서 세 번째 악성 흑색종은 드물게 발병하지만 나머지 둘과 비교했을 때 훨씬 더 치명적이다.

기저세포암은 매우 흔한 피부암이지만 가장 덜 위험하고 주변으로 퍼져나가는 특성이 없다. 기저세포암의 일반적인 증상은 피부 표면에 진주 같은 돌출부가 생기는 것이다. 치료하지 않고 방치하면 아래쪽에 있는 조직으로 깊이 파고 들어가 흉터와 심각한 손상의 원인이 된다.

편평상피암은 몸의 다른 부분으로 퍼져나갈 수 있기 때문에 기저세포암보다 위험하다. 이 암으로 인한 병변은 궤양화하여 출혈을 일으키기 쉽다. 편평상피암을 제대로 치료하지 않으면 더 큰 종양으로 발전할 위험이 있다.

비흑색종 피부암은 흑색종 피부암보다 훨씬 더 자주 보고된다. 그리고 대부분의 사람들이 기저세포암을 갖고 있다.

악성 흑색종은 피부암 중에서 가장 위험하고 예후(豫後) 또한 가장 참혹하다. 악성 흑색종은 주변으로 빠르게 퍼져나갈 수 있기 때문에 일찍 발견하지 못하면 치료가 매우 어렵다. 피부암으로 인한 사망의 75%가 악성 흑색종에 의한 것이다. 이 암은 일반적으로 사마귀, 즉 멜라닌 형성 세포가 있는 표피 쪽 피부 위에 조그맣게 돋아난 점에서 출발한다. 사마귀의 크기, 모양, 색깔이 변하거나 솟아오르는 것은 악성 흑색종이 발생했음을 의미할 수 있다. 성인이 된 뒤에 새로운 사마귀가 생기거나 기존의 사마귀에서 통증, 가려움 혹은 출혈이 나타나는 것 역시 악성 흑색종의 발생 가능성을 알려주는 신호가 될 수 있다.

치유가 불가능해지기 전에 악성 흑색종을 발견하려면 사마귀에 일어나는 변화를 주의 깊게 관찰해야 한다. 악성 흑색종의 발생을 의심할 만한 증상으로는 다음과 같은 것들이 있다.

- 비대칭적인 피부 병변
- 피부 병변의 테두리가 불규칙한 모양으로 변하는 것
- 색깔의 변화: 대개 흑색종은 여러 가지 색깔을 띤다.
- 병변의 크기: 지름 6mm 이상의 사마귀는 흑색종일 가능성이 크다.
- 크기의 변화: 사마귀가 커지거나 솟아오른다.

피부암은 피부의 만성 염증과 관련 있는 것으로 알려져왔다.

과다한 자외선 노출 이후에 나타나는 염증과 만성적으로 오랫동안 지속되는 피부 자극은 피부암과 관련이 있는 것으로 여겨진다.

비흑색종은 UVB 자외선(자외선은 파장에 따라 세 가지로 나뉜다. UVA 자외선은 파장이 320~400nm인 자외선으로 지표면에 도달하는 자외선의 90~95%를 차지한다. UVB 자외선은 파장이 290~320nm인 자외선으로 과다하게 쬐면 햇빛 화상을 일으킨다. UVC 자외선은 파장이 290nm 미만으로 가장 짧고 대부분 오존층에 흡수된다—옮긴이)에 노출되어 생기는 DNA 손상이 직접적인 영향을 미친 것으로 여겨지는 반면, 악성 흑색종은 자외선에 노출된 이후 간접적인 DNA 손상에 의한 것으로 여겨지고 있다.

피부를 태닝하기 위해 인공적으로 만든 자외선이나 태양으로부터 오는 자외선 모두 피부암과 연관성을 갖고 있다. 피부암의 85%가량이 햇빛에 너무 많이 노출되어 생기는 것으로 여겨지고 있다.

1970년부터 1986년까지 캐나다에서는 흑색종의 발생 빈도가 놀랄 만큼 증가했는데 남성들의 경우 연평균 6%, 여성들의 경우에는 4%가 증가했다. 오스트레일리아는 전 세계에서 흑색종의 발생률이 가장 높은 나라다. 남성들의 경우 1980~1987년에 흑색종 발생률은 두 배가 되었고, 여성들의 경우에는 50% 이상 증가했다. 현재 오스트레일리아 사람들은 75세가 될 때까지 세 명 중 두 명이 어떤 형태로든 피부암 때문에 치료를 받는 것으로 추산되고 있다. 하지만 최근의 연구 결과는 놀랍게도 오스트레일리아보다 영국에서 흑색종으로 인한 사망 빈도가 높다는 사실을 보여준다. 영국에서는 해마다 9500명의 흑색종 환자가 발생하고 있으며, 평균 2300명이 흑색종으로 목숨을 잃고 있다.

이 연구 결과는 충분한 근거 자료들을 바탕으로 하고 있으며 피부암 발생 빈도가 점점 증가하고 있다는 사실에는 의심의 여지가 없다.

여기서 가장 중요한 문제는 태양이 왜 그렇게 갑자기 사나워졌으며, 지난 수천 년 동안 아무런 해도 입히지 않다가 왜 이제 와서 수많은 사람들의 생명을 빼앗으려 하느냐는 것이다.

어떤 세대를 거치면서 태양에 그토록 심각한 변화가 생긴 것일까? 자외선이 이렇듯 갑자기 금기시되는 이유는 무엇일까?

이처럼 태양의 새로운 적대감을 분석하기에 앞서, 우리는 태양이 인간의 피부에 미치는 효과가, 서로 다른 다음 세 가지 요인의 영향을 받는다는 사실을 알아둬야 한다.

- 태양은 자외선의 주요 공급원이다.
- 태양으로부터 나온 자외선은 지구와 지구의 대기를 통해 이동한다.
- 인간은 피부를 통해 자외선을 받아들인다.

우리의 피부가 햇빛 화상으로 인한 손상에 취약하다는 것은 분명한 사실이다. 하지만 피부 손상과 암이 서로 연관성이 있다는 것을 증명하려면, 자외선 노출을 조절하는 위의 세 가지 요인을 철저히 연구해야 한다.

그렇게 해야 피부암의 발생을 태양 행동의 변화, 지구 대기 혹은 인간의 어떤 변화와 연관 지을 수 있다.

태양으로부터 오는 자외선의 양이 급격히 증가했다는 정보는 어디에도 없다. 따라서 갑자기 포악해지고 인간에게 해로운 쪽으로 변한 것은 태양이 아니다.

태양이 심각한 변화를 겪은 것이 아니라면, 지구 대기 혹은 우리 인간의 행동에 일어난 변화 중 하나가 태양으로부터 오는 빛에 대한 민감도를 바꿔놓았을 것이다.

의학계에서는 오래전부터 지구 대기층, 정확히 말해서 오존층에 위험한 변화가 생긴 것이라고 주장해왔다. 하지만 그들은 변화하는 환경을 비난할 뿐 인간의 변화에 대해서는 신경 쓰지 않았다. 그들은 자외선이 피부암의 궁극적인 원인이라고 확신했다. 이 이론은 지구 대기를 보호하는 오존층의 두께가 얇아지면서 살균력 있는 자외선이 너무 많이 지표면까지 침투하여 순한 미생물을 죽이고 우리의 피부와 안구 세포까지 파괴한다는 가정을 근거로 삼고 있다.

그러나 이 이론은 중대한 결함을 갖고 있을 뿐만 아니라 과학적인 근거도 없다. 대중들이 믿고 있는 것과 달리, 극지방에서 관측했을 때 얇아진 오존층이 흑색종의 발병 가능성을 증가시킨 원인이 되었다는 증거는 어디에도 없다.

실제로 살균 효과를 가진 주파수 대의 자외선은 지구 성층권에서 오존층에 의해 대부분 차단되기 때문에 우리가 숨 쉬는 공기와 마시는 물을 정화하는 데 필요한 정도의 아주 적은 양만 지표면에 겨우 도달할 뿐이다.

'오존 감소가 피부암의 원인'이라는, 아무 근거도 없는 주장에 대해 좀 더 살펴보자. 그동안 여러 이론이 오존 감소를 피부암의 확산과 연계시켜왔다. 이런 이론들의 대부분은 공통적으로 다음과 같은 기본 모델을 중심으로 삼는다.

- 오랜 기간 동안 대기 중으로 방출된 프레온가스(CFCs)가 성층권에 스며들고 활성 염소를 방출한다. 이 활성 염소의 촉매 반응으로 오존이 파괴되어 오존 농도가 낮아진다.
- 얇아진 오존층으로 인해 지표면에 도달하는 태양의 자외선 양이 증

가하게 된다.

- 태양의 자외선에 자주 노출되면서 피부암의 발생 빈도가 엄청나게 증가했다.

이것들은 실제로 사실 여부가 증명되지 않은 가정일 뿐이다.

우선 프레온가스가 오존층을 얇게 만든 주원인이라는 것은 확정적으로 증명된 바 없다. 이 이론은 지금까지도 수많은 논쟁을 불러일으키고 있는 하나의 주장일 뿐이다.

어떤 과학자들은 오존이 감소하는 데 프레온가스가 상당한 역할을 한다고 확신하는 반면, 다른 과학자들은 프레온가스가 오존 감소에 미치는 영향은 그리 크지 않다고 주장한다. 후자의 과학자들은 화산과 대양에서 염화수소(HCl)와 염수 형태로 방출되는 염소의 양이 1만 배 이상 많기 때문에 자연 발생적인 활성 염소가 프레온가스의 영향을 능가한다고 믿고 있다. 이에 반대하는 전자의 과학자들은 그런 설명을 무시하고 이때 발생하는 염소가 공기 중의 물방울에 용해되어 성층권까지 도달하지 못하고 비와 함께 지상으로 내려온다고 주장한다. 그런데 프레온가스는 물에 잘 용해되지 않으므로 좀 더 쉽게 성층권에 도달한다는 것이다.

이 두 가지 주장 모두 무언가 부족한 면을 갖고 있다. 과거의 다른 상황에서 수행된 연구들이 두 가지 의견 모두를 입증한다. 미국 국립기상연구소(NCAR) 과학자인 맨킨(Mankin)과 코피(Coffey)의 초기 항공관측은 프레온가스에서 비롯된 염화수소가 증가하면서 활성 염소가 생성되고 오존 파괴가 일어난다는 사실을 보여주었다. 반면에 벨기에의 과학자 R. 잔더(R. Zander)는 1987년에 발표한 자신의 연구 결과에서 염화수소의 증가 추세가 전혀 없다는 사실을 보여주었다. 그는 성층권에 자연적으로 발생한 염소가 프레온가스에서 비롯된 염소보다 압도적으로 많다고 설명했다. 1991년 미국 항공우주국(NASA)의 연구원인 커티스 린스랜드(Curtis Rinsland)와 그의 동료들은 성층권에서 염화수소가 해마다 5%씩 증가하고 있다는 사실을 발견했는데, 자연 발생적인 것과 인공적으로 만들어진 것이 똑같이 여기에 기여한다고 결론지었다.

실험실에서는 염소가 오존을 쉽게 파괴한다는 것이 증명되었지만, 성층권의 오존층에서는 그런 현상이 쉽게 나타나지 않는다.

활성 염소는 오존을 파괴할 수 있다. 하지만 염소는 일반적으로 염산과 같은 화합물의 형태로 존재한다. 따라서 오존은 이처럼 해로운 염소의 무자비한 공격에 무방비 상태로 노출되는 것이 아니다.

오존층 파괴와 자외선 사이에는 어떤 관계가 있는 것일까? 오존층이 얇아질수록 지표면에 도달하는 태양의 자외선이 증가하는 것일까? 그것이 그렇게 중요한 문제가 되는 것일까?

오존층 파괴의 해로움을 주장하기에 앞서 우리는 무엇보다도 먼저 오존층 파괴가 정말 일어나고 있는지를 알아야 한다.

안타깝게도 오존 농도를 측정하는 것은 간단한 문제가 아니다.

예를 들어 벨기에의 디르크 드 뮈에(Dirk De Muer)와 드 바케르(De Backer)의 연구는 흔한 공기 오염물질인 이산화황이 오존 농도

측정을 방해할 수 있다는 사실을 보여준다. 이것은 두 기체가 모두 같은 방식으로 UVB 자외선을 흡수하기 때문이다. 그 결과, 대기 중의 이산화황 농도 변화가 오존 농도의 변화로 잘못 해석될 수 있다. 따라서 1960년대 이후 미국과 서유럽의 공해 방지 정책에 따른 이산화황의 감소 추세가 오존이 감소하는 것처럼 보이게 만들었다.

남극의 봄인 10월 무렵에 오존층 일부가 일시적으로 얇아지는 남극 오존홀은 실제로 일어나는 현상이다. 해마다 일어나는 일시적 변화지만 이것이 전 세계적인 오존층 파괴를 나타내는 절대적인 지표가 되는 것은 아니다.

남극 오존홀에 가장 가까이 위치한 칠레 최남단의 도시 푼타아레나스에서 수행된 연구 결과는 오존층 파괴가 건강상의 문제를 증가시키지 않는다는 것을 보여준다. 실제로 이 지역에서 측정한 자외선 수치는 의미 있는 영향을 미치지 못할 정도로 작은 값이었다.

오존 농도의 변화가 UVB 자외선 강도에 미치는 영향은 지구의 지리상 위치에 따른 영향에 비하면 매우 미미한 수준이다. 적도로 이동하면 자연스럽게 자외선 수치가 극지방의 5000%까지 증가하는데, 이는 태양의 고도가 변하기 때문에 일어나는 결과다. 따라서 중위도 지방에서 자외선 수치가 10% 증가한다는 것은 적도를 향해 겨우 약 96km 정도 이동했다는 것과 같다.

이는 적도에 사는 사람에겐 피부 건강에 주의를 줄 이유가 없음을 의미한다. 적도 지방에서 자외선 농도가 훨씬 높은 것은 피부암이 발생할 위험을 증가시키지 않는다. 실제로 적도 지방은 극지방보다 피부암이 발병할 가능성이 훨씬 적다.

오존 농도를 측정하는 주요 목적은 UVB 자외선 농도를 평가하는 것이다. 연구원들은 전 세계적인 오존층 파괴를 입증하기 위해 지표면에 도달하는 UVB 자외선이 증가하고 있다는 것을 증명하려고 오랜 노력을 기울여왔다. 하지만 그들은 이 이론을 뒷받침할 만한 증거를 찾지 못했다.

1993년 11월에 한 연구 결과가 발표되기 전까지는 이러한 추정의 오류가 계속 있었다. 캐나다 토론토에서는 1989~1993년 동안 UVB 자외선의 엄청난 증가가 기록되었다.

새로운 연구는 마침내 오존층 파괴 이론이 진짜임을 증명하는 것처럼 보였다. 그러나 연구가 끝났을 때 연구 결론이 잘못되었다는 사실이 드러났다.

연구원들이 심각한 기상이변에 의한 결과인 단기간의 자외선 증가를 잘못 해석했던 것이다. 이 지역에서는 1993년 3월에 '세기의 폭풍'이라 불리는 기상이변이 강타했다.

사람들에게는 전 세계적으로 자외선의 양이 증가하고 있는 것처럼 알려졌지만, 실제 연구에서는 반대 결과가 나오고 있다.

1974년 이후 미국에서 측정한 결과는 지표면에 도달하는 자외선의 양이 해마다 감소하고 있음을 보여준다. 이 연구는 본래 햇빛 화상을 일으키는 자외선의 주파수를 알아낼 목적으로 수행된 것이다.

1974~1985년 동안 자외선 수치는 연평균 0.7%씩 감소했고 이후에도 계속 감소 추세에 있다. 연구가 진행된 11년 동안 미국에서 피부

암 발병이 두 배로 증가했다는 사실은 오존층 파괴로 증가한 자외선이 피부암 유행의 이면에 숨은 원인이라는 이론과 정반대로 모순되는 결과다.

이처럼 오존층 파괴가 피부암을 증가시킨다는 이론의 많은 결함에도 불구하고 사람들은 공황 상태에서 벗어나지 못하고 있다.

이는 결국 1985년 국제적으로 오존층 파괴 물질의 생산을 제한하는 오스트리아의 빈 협약을 이끌어냈다.

슬래퍼(Slaper) 등은 이런 제한이 피부암 발병률에 미치는 영향을 평가했는데, 그들은 세 개의 서로 다른 환경에 대한 연구를 수행했다.

첫 번째는 유해한 물질의 생산에 제한이 없는 경우다. 두 번째는 오존층을 파괴하는 것으로 알려진 다섯 가지 물질의 생산을 50%까지 제한한 경우, 세 번째는 오존층을 파괴하는 21가지 화학물질의 생산을 완전히 금지한 경우다.

이 연구는 오존층 파괴 물질의 제한이 전 세계적으로 진행되고 있는 햇빛에 대한 사람들의 태도에 근본적인 변화가 없다는 것을 전제로 수행되었다. 이러한 가정에 근거하여 내린 세 가지 시나리오에 대한 추론은 다음과 같았다.

- 오존층 파괴 물질 생산에 아무 제한이 없는 경우, 피부암 발병률은 2100년까지 네 배로 증가할 것이다.
- 두 번째 시나리오와 같은 제한이 있을 경우, 피부암 발병률은 2100년까지 '단지' 두 배로 증가할 것이다.

• 세 번째 시나리오와 같은 제한이 있을 경우, 피부암 발병률은 향후 60년간 단지 10%만 증가할 것이다.

하지만 이 무서운 예측의 타당성에는 논란의 여지가 있다.

이 연구는 세 가지 시나리오에서 오존층이 파괴되는 속도가 서로 다를 것이라는 가정 아래 향후 100년 동안 지표면에 도달하는 자외선의 양을 평가하기 위한 것이다. 그러나 지상에 설치된 자외선 검출기의 측정값이 인공위성에 설치된 검출기의 결과와 일치하지 않으므로 연구의 정확성에 의문이 있다.

또한 이 연구에서 연구원들은 자외선 조사량과 피부암 사이에 용량 반응 관계(위험물질에 대한 노출량과 질병 발생률의 비례 관계—옮긴이)가 있는 것으로 가정했다. 언뜻 보기에는 그것이 매우 논리적으로 보이지만, 문제는 그들이 실험용 생쥐에게서 나타나는 자외선과 피부암 사이의 용량 반응 관계를 근거로 삼았다는 점이다.

오존 감소는 피부암 중에서도 가장 심각한 악성 흑색종의 발생 가능성에 아무런 영향을 미치지 못한다. 이것은 뉴욕 롱아일랜드 국립 브룩헤이븐 연구소의 리처드 B. 세틀로(Richard B. Setlow) 박사와 그의 동료들에 의해 수행된 실험으로 입증할 수 있다.

그들의 연구는 흑색종에 매우 민감하게 반응하도록 사육된 잡종 물고기들을 대상으로 진행되었다. 이 물고기들은 여러 그룹으로 나눈 다음 UVB 자외선에 노출되는 정도를 각각 다르게 했다.

결론은 90~95%의 흑색종이 UVA 자외선에 의해 발생한다는 것이었다. UVA 자외선은 오존에 영향을 받거나 흡수되지 않기 때문에, 오존 감소와 흑색종의 연관성은 더 이상 논리적인 추론이라고 할 수 없다.

UVA 자외선은 오존이 전혀 없을 때처럼 오존층을 잘 통과한다. 설령 대기 중의 오존이 모두 사라진다 해도 지상에 도달하는 UVA 자외선의 양에는 변화가 없는 것이다. 악성 흑색종이 UVA 자외선에 의해 촉발되는 것이라면, 오존 감소는 여기에 아무런 책임이 없다고 할 수 있다.

또 하나 고려해야 할 점은, 흑색종이 하루 종일 실내에서 일하는 사람들에게 더 흔히 발병한다는 사실이다. 이것은 자외선이 증가하면서 흑색종이 함께 증가했다는 논리와 심각하게 충돌하는 것이다. 그와 같은 논리를 정면으로 반박하는 또 다른 모순은 흑색종의 병변이 눈, 직장, 외음부, 질, 구강, 기도, 위장관 그리고 방광처럼 일반적으로 햇빛에 거의 노출되지 않는 부분에 나타난다는 사실이다.

1980년에 미국에서 발견된 악성 피부암(흑색종) 발병 건수는 8000건이었고, 그로부터 8년 후에는 350%가 증가한 2만 8000건이었다. 1930년대까지만 해도 흑색종의 발병 가능성은 1300명 중 1명꼴로 낮은 수준이었다. 미국에서는 2003년 이후 지금까지 해마다 4만 5000건에서 5만 건의 새로운 흑색종 발병이 진단되고 있다.

2000년대 초반 이후에는 해마다 100만 명의 미국인이 어떤 종류로든 피부암 진단을 받고 있다.

현재 수백만 명이 피부암으로 고통을 겪고 있는데, 그들 모두 오존 감소가 햇빛을 위험하게 변화시킨 것으로 믿고 있다. 그로 인해 사람들은 태양을 피부 질환의 주범으로 여기고 있다. 이것은 슬프고도 불행하며 심지어 해롭기까지 한 오해다.

실제로 자외선 조사량은 해마다 감소하고 있으며 자외선의 강도가 지금보다 훨씬 더 강했고 사람들이 더 많은 시간을 실외에서 보냈던 100년 전까지 피부암은 매우 희귀한 질병이었다. 그렇다면 어떤 요인이 피부암을 일으킨 원인이 된 것일까?

우리에게 적대적인 것이 태양도 아니고 지구도 아니라면, 피부암의 유일한 유발 인자는 인간의 변화된 생활 방식에 있을 것이다.

그렇다면 인간의 생활 방식에서 일어난 어떤 변화가 피부암을 유발한 것일까?

우리는 그것이 생리학적 변화 혹은 해부학적 변화가 아니라는 것을 잘 알고 있다. 따라서 우리의 생활 방식, 즉 생활 습관의 변화에 그 원인이 있을 것이다.

앞에서도 언급했듯이 우리의 피부는 햇빛으로 인한 손상에 매우 민감하다. 그러나 햇빛에 지나치게 노출되었을 때만 피부 손상이 생긴다. 우리의 피부가 강한 햇빛을 견디는 데에는 한계가 있다. 그 한계 이상으로 햇빛에 노출되면 우리 몸은 거부반응을 일으킨다. 바로 햇빛 화상이라는 분명한 신호를 보내는 것이다.

우리가 이 신호를 받아들이고 그늘을 찾는다면, 자연의 본능에 충실한 방법으로 피부 손상이 일어날 기회를 차단하는 것이다. 우리가 과다한 햇빛 노출로 피부를 손상시키는 것은 이런 신호를 무시하거나 억누르기 때문이다.

우리 중 일부는 특정한 의무 때문에 햇빛 화상의 명백한 신호를 의식적으로 무시한다. 들판에서 일하는 농부나 오랜 시간을 트랙에서 보내는 육상 선수가 좋은 예가 될 것이다.

하지만 다른 사람들은 특별한 억제 도구를 사용하여 과도한 햇빛 노출로 인한 피부 손상을 경계하는 신호를 애써 무시하는 선택을 한다. 좋은 예로는 제멋대로 자외선 차단제를 바르고 일광욕을 하는 해변의 휴양객이 있을 것이다. 이들은 자외선 차단제가 본래 몸의 신호를 억누르는 것이라는 사실을 모르고 있을 개연성이 매우 높다.

지나친 햇빛 노출에 대한 몸의 정상적인 반응을 무시하는 두 가지 사례, 즉 무지한 농부와 휴양객에 대해 살펴보자. 농부와 휴양객은 모두 똑같은 정도로 햇빛에 과다 노출되었을 것이다. 하지만 몸의 자연스러운 반응을 억누르고 있는 휴양객의 경우 질병에 걸릴 위험이 훨씬 더 크다. 휴양객은 자신의 생리적 기능을 불편하게 만들고 몸이 마땅히 취해야 할 정상적인 반응을 방해하기 때문이다. 그는 자신의 몸이 만들어낸 적도 없고, 알지도 못하는 자외선 차단제를 사용함으로써 스스로를 비정상적인 상태로 몰아가는 것이다.

우리는 멜라닌 색소라는 천연 자외선 차단제를 갖고 태어났다. 인공적인 자외선 차단제를 사용해 멜라닌의 기능을 방해하는 것은 과다한 햇빛 노출에 대처하는 몸의 자연스러운 메커니즘을 불안정하게 만든다. 그 결과, 몸에 잘못된 신호를 전달하여 몸이 상황을 잘못 이해하고 비정상적으로 반응하도록 만든다.

우리의 조상들은 자외선 차단제를 사용하지 않았다. 여기서 내가 강조하고자 하는 것은 피부암을 일으키는 원인 제공자가 태양도 아니고 지구도 아니라는 점이다. 진짜 원인 제공자는 인간의 변화된 생활 방식, 즉 실제로는 자연스럽고 정상적이면서 건강한 삶을 빼앗기만 하는 인공적인 대체물을 찾으려는 인간의 욕심이다.

제4장

암을 예방하는 자외선

우리는 앞 장에서 지구 표면까지 도달하는 자외선이 실제로 증가한 것이 아님을 입증하는 연구 결과들에 대해 살펴보았다. 하지만 세상의 많은 사람들이 그와 반대로 잘못 생각하고 있으므로, 오존층을 통과하는 자외선의 양이 증가한다면 실제로 어떤 일이 일어나는지를 검토해보아야 할 것이다.

오존층을 뚫고 지표면까지 도달하는 자외선의 양이 (실제로는 절대 그렇지 않지만) 해마다 1%씩 증가한다고 생각해보자.

그 정도의 증가율은 우리가 지리적인 차이로 경험하는 일반적인 변화에 비하면 미미한 수준이 될 것이다.

여러분이 지구의 극지방에 가까운 지역, 즉 아이슬란드나 핀란드에서 적도에 가까운 동아프리카의 케냐나 우간다로 옮겨간다고 가정해 보자. 적도 근처에 도달하는 순간, 여러분의 몸은 평소보다 무려 5000%가 넘는 많은 양의 자외선에 노출되는 것이다!

여러분이 영국에 살고 있으며 오스트레일리아 북부로 가기로 결정했다면 여러분의 몸은 600% 증가한 자외선에 노출될 것이다! 자외선 노출의 증가량을 계산해보면 여러분이 약 6마일(9.65km) 정도 적도에 가까워졌을 때 자외선 노출은 1%만큼 증가한다.

지구는 구체(球體)이기 때문에 적도 지방으로 갈수록 내리쬐는 햇빛의 양과 자외선의 양이 훨씬 더 많고 지역에 따라 조사되는 햇빛의 양은 천차만별이다.

적도 지방에서 내리쬐는 햇빛의 각도는 지평면에 대하여 거의 수직에 가깝다. 또한 적도를 출발하여 극지방 쪽으로 갈수록 태양 빛이 내리쬐는 각도는 점점 낮아진다.

그러므로 극지방에 내리쬐는 햇빛의 양은 적도 지방에 비해 아주 미미한 수준밖에 안 된다. 다시 말해서 극지방의 자외선 조사량은 적도 지방에 비해 매우 적다.

오늘날 전 세계적으로 수백만 명이 사업상의 목적 때문에, 혹은 휴가를 즐기기 위해 자외선 노출도가 낮은 지역에서 자외선 노출도가 높은 적도 지역으로 여행을 한다. 어제 노르웨이에 있던 사람이 오늘은 케냐 나이로비의 어떤 지역에 있기도 한다. 또한 많은 이들이 평소 자신들이 살던 곳보다 고도가 높은 곳으로 여행하기도 한다.

해발고도가 100피트(약 30m) 올라갈 때마다 자외선 조사량은 상당히 늘어난다. 하지만 사람들이 그런 이유 때문에 등산을 포기하거나, 스위스나 히말라야처럼 고도가 높은 지역에 사는 것을 포기하지는 않는다. 오히려 전 세계 각지의 수많은 사람들이 휴가를 즐기기 위해 이런 지역을 찾아온다.

자외선과 암을 연관시키는 이론에 따르면 케냐, 티베트 혹은 스위스에 거주하는 사람들은 대부분 피부암에 걸려 있어야 한다. 그러나 현실은 전혀 다르다. 고도가 높아 자외선 조사량이 많은 지역이나 적도 지역에 거주하는 사람들은 실제로 암에 잘 걸리지 않는다. 특히 피부암에 잘 걸리지 않는 것이 현실이다!

이는 자외선이 암의 원인이 아니며, 심지어 암을 예방하기까지 한다는 사실을 보여준다. 자외선(ultraviolet)이 '폭력적(ultraviolent)'인 빛이 아니라는 이야기다.

인간의 몸은 모든 종류의 환경 변화에 적응하는 특별한 능력을 갖고 있다. 다시 말해서 인간은 '적응'의 동물이다. 그것은 몸의 기관들이 습관이나 환경에 적응하는 과정을 통해 이루어진다. 모든 유기체는 이런 특성을 갖고 있기 때문에 생존할 수 있다.

사하라 사막은 물론이고, 이글루에서 사는 에스키모처럼 환경이 정반대인 지역에서도 살아가는 것을 볼 때, 인간이 적응을 잘하는 경이적인 생명체라는 것은 분명한 사실이다. 인간은 지리적인 거주 지역에 따라 대략 다섯 가지 인종으로 분류된다. 하지만 모든 인종이 생물학적으로 상호 교배가 가능하기 때문에 모든 인간은 하나의 종(種)이라고 할 수 있다.

인간을 지구 상에서 가장 성공적이고 우월한 종으로 만든 것은 바로 적응력이다. 우리의 몸은 다양한 기온, 압력, 습도, 일조량 등에 모두 적응할 수 있다. 예를 들어 인간은 놀라운 기온 적응력을 보여주는데, 우리 몸은 사는 지역이 추운 곳인지 더운 곳인지에 따라 생리적인 변화를 나타낸다.

매우 추운 지역에서 살려면 키가 작고 팔다리가 짧은 사람, 얼굴이 평평하고 코의 양쪽에 지방체를 갖고 있는 사람, 폭이 좁은 코를 갖고 있는 사람, 그리고 몸의 지방이 평균보다 많은 사람이 유리하다. 몸이 이런 식으로 적응하면 체중에 비해 몸의 표면적이 작아서 몸의 열 손실을 최소화하고, 손과 발에서 잃는 열량이 최소화되며, 코를 통해 유입되는 차가운 공기로부터 폐와 뇌의 하반부를 보호할 수 있다.

사막의 밤은 대개 기온이 많이 내려가는데, 낮의 뜨겁고 건조한 환경뿐만 아니라 밤의 추위도 잘 견뎌야 하는 이런 환경에서 살려면 밤에 잠을 자는 동안에도 체온을 유지하기 위해 대사율이 높은 사람이 유리하다.

더운 기후에서는 체온을 유지하는 것이 아니라 몸 안의 열을 내보내는 것이 더 중요한 문제가 된다. 정상적인 상황에서 몸은 땀을 통해 열을 배출한다.

하지만 고온다습한 지역에서는 대기의 높은 습도가 땀의 증발을 방해하기 때문에 체온이 상승한다. 따라서 고온다습한 기후에 적응된 사람은 몸의 표면적을 최대한 늘려 열을 방출하는 데 유리하도록 키가 크고 마른 체형을 갖고 있다. 이런 지역에 사는 사람은 체지방이 적고, 코를 통해 유입되는 공기를 데울 필요가 없기 때문에 코의 폭이 넓으며, 강렬한 햇빛으로부터 스스로를 보호하고 땀을 잘 내기 위해 대개 검은 피부를 갖고 있다.

사막의 기후에 적응된 사람은 땀을 많이 흘려도 상관없지만 그로 인해 발생하는 수분 손실을 주의해야 한다. 따라서 이런 기후에 사는 사람은 대개 마른 체형을 갖고 있지만 키는 크지 않다. 그렇게 함으로써 필요한 수분의 양과 수분 손실을 동시에 줄일 수 있다. 피부 착색은 중간 정도인데, 피부 착색이 너무 많으면 햇빛으로부터 피부를 보호하는 면에서는 유리하지만 열을 많이 흡수하여 이것을 땀으로 배출시켜야 하기 때문이다. 사막의 기후에 적응된 사람들에게 밤의 차가운 기온에 대한 적응은 매우 일반적인 것이다.

몸은 혹독한 자연환경에 의한 손상으로부터 스스로를 보호하려는 완벽한 자기 조절 메커니즘을 갖고 있다.

바다나 호수에서 너무 오랫동안 수영을 하면 피부가 부풀어 오르거나, 오한 혹은 순환 계통의 문제를 일으킬 수 있다. 우리 몸은 우리가 언제 물 밖으로 나가야 하는지를 알려주도록 만들어졌다.

불에 너무 다가가면 몸이 뜨거워지기 때문에 몸은 우리가 불에서 멀리 떨어지도록 신호를 보낸다. 비가 내리는 것은 자연스러운 현상이지만, 빗속에 오랫동안 서 있으면 면역 체계가 약해지고 감기에 걸리기 쉽다. 음식물을 섭취하는 것은 우리의 생명을 유지시켜주지만, 과식은 비만, 당뇨, 심장 질환 그리고 암을 유발할 수 있다. 수면은 우리의 에너지를 보충해주고 몸과 정신의 활력을 되찾아주지만, 잠을 너무 많이 자면 둔해지고, 우울해지며 병에 걸리기도 한다.

마찬가지로 우리가 피부를 태울 목적으로 사용하지 않는 한 햇빛은 치유의 성질을 갖고 있다. 우리가 오용하거나 남용하지 않는다면 자연의 일부분인 것이 우리에게 해를 입힐 이유가 있을까?

수많은 세대를 이어오는 동안 지속적인 성장과 진화를 가능하게 했던 매우 자연스러운 현상을 탓하는 것은 적절하지 않다. 우리는 그동안 정크푸드, 자극제, 알코올, 약물, (응급 상황을 제외한) 의료 개입과 같이 자연스럽지 않은 것들을 선호해왔다. 또 대기와 토양의 오염, 불규칙한 수면 습관 및 식습관, 스트레스, 돈과 권력에 대한 지나친 집착 그리고 자연과의 접촉 부족 등이 현대인의 삶을 설명하는 것들이다. 그렇다면 이런 것들이 피부암이나 백내장 같은 질병의 원인이라고 말하는 것이 더 타당하지 않을까?

과거에는 생명을 보존하고 번창하도록 만들었던 똑같은 힘이 오늘날에는 반대로 우리의 생명을 위협하고 있다고 말하는 것은 비논리적이다.

빛을 이용한 새로운 치료법이 암을 비롯해 다른 여러 질병을 극복하는 방법으로 점점 더 인정받고 있는 것은 매우 고무적인 현상이다. 최근 들어 미국 식품의약국(FDA)은 말기 식도암 및 초기 폐암과 싸우기 위해 외과적 수술이나 항암화학요법에 비해 덜 위험한 '햇빛 치료' 요법을 사용하는 것을 승인했다. 빛이 병든 세포를 죽일 수 있다는 사실은 이미 100여 년 전부터 알려져왔지만, 햇빛 치료 요법이 다시 갑자기 부활하게 된 것은 이를 증명하는 일련의 연구 결과가 나온 이후부터였다.

방광암, 불임성 자궁내막증, 폐암, 식도암, 피부암, 실명을 일으키는 질병들, 건선 그리고 자가면역 질환 등에서 성공적인 결과들이 발견되었다.

소화관과 생식기관에서 발생하는 상피성 암을 비롯한 16종의 암을 예방하는 도구로 UVB 자외선을 제안하는 새로운 연구가 있다.

그중 유방암, 대장암, 자궁내막암, 식도암, 난소암 그리고 비호지킨 림프종의 여섯 가지 암은 UVB 자외선에 대해 역의 상관관계를 나타냈고, 거주지가 도시인지 시골인지에 따라 큰 영향을 받는 것으로 보인다. 이러한 결과는 도시에 사는 것이 시골에 사는 것에 비해 자외선에 노출될 기회가 현저히 적다는 사실을 강하게 시사한다.

방광암, 담낭암, 위암, 췌장암, 전립선암, 직장암 그리고 신장암을 비롯한 다른 10종의 암은 UVB 자외선 노출에 대해 역의 상관관계를 나타냈지만 도시에 사는 것과는 크게 연관성이 없었다. 10종의 암은 흡연과 깊은 관련이 있었고, 6종의 암은 알코올과 연관성이 있었다. 빈곤은 7종의 암과 역의 상관관계를 갖고 있다.

뉴캐슬 대학교의 과학자들이 암과 싸우는 치료법을 개발했는데, 이 치료법은 종양을 공격하는 특성을 가진 항체를 활성화시키기 위해 자외선을 사용한다. 그들은 항체를 은폐시키는 방법을 개발했고 이 항체는 적절한 부분에 조사(照射)된 UVA 자외선에 의해서만 활성화된다. 이 방법을 사용하면 건강한 조직의 피해를 최소화하면서 종양을 최대한 많이 파괴시킬 수 있다.

뉴캐슬 대학교의 연구원들은 첫 번째 논문에서 빛에 의해 쪼개지는 유기농 오일로 항체와 같은 단백질의 표면을 코팅하는 방법을 설명했는데, 이를 '은폐'라고 불렀다. 이렇게 하면 몸 안의 항체가 빛을 쪼였을 때만 활성화된다. 은폐된 항체는 UVA 자외선이 조사되었을 때 활성화한다. 활성화된 항체는 몸 안의 자체 방어 시스템인 T세포와 결합하여 T세포가 주변 조직을 목표물로 삼아 공격하도록 만든다.

종양 근처에서 은폐된 항체가 빛에 의해 활성화되면 종양을 괴사시킨다. 이는 항체가 부작용을 최소화하면서 종양을 파괴하는 특성이 더욱 강화된다는 것을 의미한다.

이렇게 은폐된 항체는 단독으로 사용될 수도 있고, 여러 가지 암에 대응하여 이미 만들어진 이중 특이성 항체와 결합하여 사용될 수도 있다. 이중 특이성 항체는 두 개의 항체에서 만들어지는데, 하나의 항체는 종양표지자(악성 종양에서 생산되는 특정 물질—옮긴이)에 결합하고 나머지 항체는 T세포와 결합한다. T세포와 결합한 끝 쪽은 빛에 의해 다시 활성화될 때까지 비활성화된 상태로 남아 있다. 이것은 이중 특이성 항체가 빛에서 멀리 떨어진 건강한 조직에 결합해 있을 경우에는 T세포를 활성화시키지 않고 부작용도 거의 일으키지 않음을 의미한다.

100여 개 국가의 질병 발생률을 조사한 후 《역학과 공공 건강 저널(*Journal of Epidemiology and Community Health*)》에 발표된 연구에서는 햇빛이 부족할 때 폐암의 발병 위험이 증가한다는 사실을 시사했다.

연구원들은 여러 대륙의 111개 국가에서 위도, 즉 UVB 자외선에 노출되는 정도가 연령별 폐암의 발병 비율과 어떤 관련이 있는지를 조사했다.

그들은 UVB 자외선을 흡수하는 구름의 양과 에어로졸 사용량을 감안하였고, 폐암의 주요 원인인 흡연에 대해서도 고려했다. 세계보건기구(WHO)의 자료를 비롯한 국제적인 데이터베이스와 국가 건강 통계 자료 역시 모두 사용되었다.

흡연은 폐암 발생 원인의 75~85%를 차지할 정도로 폐암 발병률과 가장 밀접한 관련이 있었다.

그러나 몸에서 비타민 D를 생산하는 데 가장 중요한 요소인 햇빛, 특히 UVB 자외선에 대한 노출 정도 역시 폐암 발병에 커다란 영향이 있는 것으로 밝혀졌다.

이번 장 앞부분에서 이미 설명했듯이, UVB 자외선이 비추는 양은 지구의 적도에 가까워질수록 증가한다. 분석 결과는 적도에서 가장 멀리 떨어진 나라의 폐암 발병률이 가장 높고, 적도에서 가장 가까운 나라의 폐암 발병률이 가장 낮다는 사실을 밝혀냈다.

구름의 양과 대기 중의 에어로졸 수준 역시 폐암의 발병률과 높은 연관성이 있었다.

남성들의 경우, 높은 흡연율이 폐암 발병률의 증가와 연관성이 있는 데 반해, UVB 자외선에 더 많이 노출될 경우 폐암의 발병률을 떨어뜨리기도 한다.

여성들의 경우에는 흡연, 구름의 양, 대기 중 에어로졸의 양이 높은 폐암 발병률과 연관성이 있는 데 반해, UVB 자외선에 더 많이 노출되었을 때 역시 폐암 발병률을 떨어뜨렸다.

한 연구에서는 햇빛 치료가 초기 폐암의 79%를 제거한다는 결과를 보여준다.

비슷한 다른 연구에서는 자외선 노출과 다발성 경화증의 연관성을 밝혀내기도 했다.

전 세계적으로 다발성 경화증은 매우 다양한 양상을 보여주는데, 그동안 이것은 바이러스에 대한 노출과 같은 환경적 요인 혹은 유전적 요인의 탓으로 여겨왔다. 그러나 한 가지 변함없는 사실은 적도에 가까운 나라에 비해 극지방에 가까운 나라들에서 발병률이 훨씬 높다는 점이다. 예를 들어 미국의 경우, 캐나다와 국경을 접하고 있는 북부 노스다코다 주의 다발성 경화증 발병률은 남부 플로리다 주의 두 배에 가까운 수치를 보여준다.

최근에 발표된 연구에서는 햇빛에 노출되었을 때 다발성 경화증에 의한 사망률이 감소한다는 사실이 밝혀졌다. 햇빛에 노출된 정도에 따라 다발성 경화증에 의한 사망 위험이 76% 이상 감소하기도 했다.

이러한 사실로 미루어볼 때 규칙적으로 햇빛을 쬐는 것은 피부암을 비롯한 여러 암을 예방하는 최선의 방책으로 생각된다.

제5장

의사와 과학자가 인정하지 않는 진실

내가 그런 것처럼, 태양이 치명적인 질병의 원인이 된다는 이론을 믿지 않는 건강 전문가들은 항상 있었다. 해당 분야의 일부 최고 권위자들이 동료들의 격렬한 비난을 무릅쓰면서 진실을 옹호하는 모습을 볼 때는 마음이 흐뭇해지기까지 한다.

그들은 태양이 (사실은 인간이 만든) 온갖 해악과 질병들의 근본 원인이라는 엉터리 주장을 펴는 '의사'들의 잘못된 권위에 도전하고 있다. 그들은 이제 햇빛을 쬐었을 때 얻을 수 있는 긍정적인 효과에 주목해야 하고, 햇빛을 피해서는 안 된다고 공개적으로 말한다.

저명한 피부과 전문의인 버나드 애커먼(Bernard Ackerman) 박사는 2004년 8월 《뉴욕타임스》에 게재된 기사에서 햇빛과 흑색종의 연관성에 대해 우리 사회가 상식으로 받아들이고 있는 통념에 공식적인 의문을 제기했다.

애커먼 박사는 햇빛에 노출되는 것을 피해야 한다는 주장을 오랫동안 비판해왔는데, 이 기사를 통해 햇빛을 쬐면 주름살이나 편평상피암이 발생할 위험뿐만 아니라 자외선을 쬠으로써 얻을 수 있는 이익도 함께 고려해야 한다고 언급했다.

1999년에 세계에서 가장 큰 피부 병리학 수련센터를 설립한 애커먼 박사에 의하면, 햇빛에 노출되는 것이 흑색종의 원인이라는 근거는 어디에도 없다.

애커먼 박사는 자신의 주장을 입증하기 위해 피부과 최고 권위지인 《피부과학지(*Archives of Dermatology*)》의 최근 자료를 인용했는데, 이 기사는 지난 수십 년 동안 엄청난 규모의 자외선 차단제 업계와 주류 의학계가 주장해온 것처럼 자외선 차단제가 흑색종을 예방한다는 사실을 인정할 만한 증거는 전혀 존재하지 않는다고 결론지었다.

1960년대부터 대중화된 자외선 차단제는 병에 담긴 신비한 의약품이면서 우리를 피부암으로부터 지켜줄 것으로 여겨졌다. 수많은 광고가 이어지면서 자외선 차단제는 음식이나 물 혹은 집이나 옷처럼 없어서는 안 될 생활필수품이 되었다. 사람들은 자외선 차단제가 마치 산소처럼 생명 유지에 필수적인 물건인 것처럼 여기도록 세뇌되어 있다.

자외선 차단제가 널리 매우 많이 사용되고 있는데도 불구하고 피부암이 증가하는 것을 보여주는 통계가 대중매체를 통해 꾸준히 경고하고 있지만, 불행하게도 일반 대중은 그런 사실에 마음이 흔들리지 않는 것처럼 보인다. 사람들은 자외선 차단제의 효능에 대한 의문을 제기하는 대신, 피부암이 증가하고 있다는 뉴스를 보고 더 많은 양의 자외선 차단제를 사용하거나 기껏해야 사용하던 제품을 다른 브랜드의 제품으로 바꾸는 데 그치고 만다.

연구원이나 전문가들 사이에서도 피부암의 발병률이 증가한다는 사실은 인식하고 있지만, 어떤 방향으로 행동하는 것이 옳은지에 대해서는 논란의 여지가 있다.

자외선 차단제 지지자들은 사람들이 자외선 차단제를 덧바르지 않고 너무 오랜 시간 햇빛에 노출되어 있으며, 그로 인해 자신들도 모르는 사이 피부암에 걸릴 위험을 키운다고 믿는다. 또 다른 이들은 사람들이 귀 뒤쪽처럼 보이지 않는 곳에 자외선 차단제를 잘 바르지 못하기 때문에 그 부분이 햇빛에 노출되어 피부암에 걸릴 위험을 증가시킨다고 말한다.

자외선 차단제가 피부암을 예방한다는 사실이 증명된 바가 전혀 없다는 사실을 언급하거나, 통제된 연구 결과 자체가 부족하다는 사실을 지적하는 사람들은 소수에 불과하다.

햇빛에 노출되는 것이 흑색종을 발생시키는 유해한 일처럼 여겨지고 있지만, 실제로 흑색종이 많이 발병하는 지역은 자외선 차단제를 가장 많이 사용하는 곳이며, 햇빛 노출이 적고 주로 실내에서 일하는 도시 환경에서 흑색종 발병률이 가장 높다.

1982년 8월, 영국의 저명한 의학 저널 《랜싯(*Lancet*)》에는 '악성 흑색종과 작업장의 형광등 조명'이라는 제목의 논문이 실렸다. 이 논문의 저자는 실내 형광등 조명과 발생 빈도가 증가하고 있는 흑색종의 관계를 조사한 최초의 연구자였다. 머리카락 색깔, 피부 타입 그리고 햇빛에 노출된 이력 등을 고려한 이 연구에서는 형광등 조명 아래에서 일할 때 흑색종 발병 위험을 두 배 가까이 증가시킨다는 사실이 발견되었다.

오스트레일리아와 영국에서 흑색종 때문에 고통을 겪는 것은 밖에서 일하는 사람들이 아니라 실내에서 일하는 사람들이다. 형광등에서 나온 UVB 자외선의 양, 형광등으로부터의 거리 그리고 형광등 불빛의 파장 등이 햇빛과 비교되었다. 여기에 여성들이 사용하는 경구 피임약도 함께 고려되었다. 그들의 연구는 대부분의 흑색종이 몸통이나 팔다리처럼 햇빛에 거의 노출되지 않는 부위라는 사실을 밝혀냈다. 그들은 규칙적으로 햇빛에 노출되어 그을린 피부가 실제로는 피부를 보호하고, 햇빛을 더 많이 쬐는 사람들이 형광등의 해로운 영향으로부터 덜 민감할 것이라고 추정했다.

애커먼 박사는 지난 10년 동안 대중에 대한 기만행위를 밝혀내려는 노력을 멈추지 않았다. 또한 그는 주류 의학계의 주장이 나올 때마다 흑색종의 발병 건수가 증가하는 사실에 의혹을 품고 있다. 애커먼 박사는 '흑색종' 진단의 확장으로 인해 30년 전에 비해 더 광범위한 형태의 증상들이 위험한 증상으로 진단되고 있다는 사실을 발견했다.

통계적 조작 덕분에 흑색종은 유행병처럼 크게 번지는 질병이 되었다. 다시 말해서 30년 전에 사용되었던 정의를 오늘날에도 똑같이 사용한다면 흑색종의 발병률이 그리 유의미한 수준으로 증가한 것은 아니라는 이야기다.

실제로 《피부과학지》에 발표된 논문 〈루스벨트 대통령의 왼쪽 눈썹 위에 있는 검버섯의 본질에 대한 고찰〉에서, 애커먼 박사는 대통령 주치의가 루스벨트 대통령 눈썹 위의 검버섯이 흑색종일 가능성을 고려하지 못한 것은 당시엔 그런 병변을 흑색종으로 진단할 만한 의학적 타당성이 없었다는 사실을 보여준다고 주장했다.

애커먼 박사는 특정 인종(흑인 및 아시아인)에게서 나타나는 흑색종의 대부분이 손바닥이나 발바닥 혹은 점막과 같이 햇빛에 전혀 노출되지 않는 부위에서 나타난다는 점을 설명하기 위해 주류 의학을 정면으로 반박하기도 했다. 의사와 환자들은 (여성의 다리나 남성의 몸통처럼) 흑색종이 주로 나타나는 부위가 몸의 다른 부위에 비해 햇빛을 쬐는 양이 매우 부족하다는 점에 의혹을 품어야 마땅한 것 아닌가?

고든 아인슬레이(Gordon Ainsleigh)는 규칙적으로 적당히 햇빛을 쬐는 것만으로 미국에서 암으로 사망하는 사람의 수를 3만 명 이상 감소시킬 수 있다고 믿는다. 미국 암학회의 공식 학회지 《캔서(*Cancer*)》(2002. 3)에 발표된 논문은 그의 견해를 뒷받침한다. 겨울에 일조량이 부족한 미국 북동부 뉴잉글랜드에서는 13가지의 암 발병률이 다른 지역에 비해 매우 높게 나타난다. 직장암, 위암, 자궁암, 방광암을 비롯한 여러 암으로 인한 사망률은 남서부 지역에 비해 거의 두 배 가까이 된다. 두 지역의 식습관 역시 고려되었지만 그 차이는 크지 않은 것으로 보인다.

다시 말해서 이런 차이를 비롯한 여러 증거들을 기초로 판단했을 때, 흑색종을 피하기 위해 여러분이 선택할 수 있는 최선의 방책은 고도가 높은 산악 지대나 적도에 가까운 곳과 같이 자외선 지수가 높은 지역으로 이사를 가서 나체주의자가 되는 것이다!

햇빛은 면역 체계를 활성화시켜주기 때문에, 그런 지역으로 이사를 가면 여러분에게 고통을 주는 다른 질병들까지 호전될 것이다. 이 모든 데이터는 자연스레 한 가지 질문을 떠올리게 만든다. 그렇다면 피부암을 일으키는 것은 무엇이란 말인가? 그에 대한 대답은 아마도 여러분을 깜짝 놀라게 만들 것이다.

제6장

피부암을 유발하는 자외선 차단제

우리가 오전 10시에서 오후 3시 사이의 한낮에 지나치게 오랜 시간 동안 햇빛에 몸을 노출하지 않는 한 햇빛 자체는 완벽하게 무해하다. 햇빛에 지나치게 노출되면 대부분의 사람들이 더위와 피로감을 느끼고 피부가 그을린다. 우리 몸의 선천적인 본능은 피부가 그을리는 것을 피하고 휴식하기 위해 우리로 하여금 그늘진 곳을 찾거나 찬물로 샤워를 하도록 만든다.

이런 본능은 생명 유지에 매우 필수적인 것이다. 우리가 건강을 유지하고 과도한 햇빛 노출로부터 우리 몸을 보호하도록 만드는 것은 이처럼 본능이 시키는 행동이다.

(여러분이 인식하고 있든 혹은 그렇지 않든) 자극적인 음식이 식도를

통과하면 기침 반사(해수 반사咳嗽反射, 외부 자극에 반사적으로 일어나는 폐장 내 공기의 폭발적 호흡운동—옮긴이) 반응이 즉시 작동하여 몸이 원치 않는 해로운 물질을 뱉어내게 만든다. 기침 반사 반응을 억제하면 어떤 일이 일어날지 상상해보라. 여러분의 몸은 외부의 유해 물질로부터 스스로를 지킬 수 없게 되어 기도가 더 약해지고 원치 않는 합병증이 생길 것이다.

기침 반사는 천부적으로 타고난 우리 몸의 생존 메커니즘이다. 햇빛에 의해 화상을 입거나 그을리는 것도 다르지 않다. 그것은 햇빛에 너무 오랫동안 노출되었을 때 나타나는 몸의 자연스러운 반응이다. 이러한 몸의 반응을 인위적으로 억제할 경우 그런 반응이 의도했던 원래 목적을 달성하지 못하고 몸은 과도한 햇빛 노출에 따른 심각한 손상에 취약해지게 된다.

일반인들에게 "햇빛은 위험하다! 햇빛으로부터 자신을 보호하라!"는 말을 듣는 것은 슬픈 일이다. 그들이 정말 들어야 하는 말은 "과도한 햇빛 노출은 몸에 해로울 수 있으며, 그런 경우에 몸을 보호하기 위해 필요한 것은 그늘을 찾거나 햇빛을 가려줄 옷을 마련하는 것이지 피부에 무언가를 바르는 것이 아니다"라는 조언이다.

자외선 차단제 제조업자들은 매우 편리하고도 비윤리적으로 사람들이 자신들의 제품을 쓰게 해야 하는 '필요성'을 납득시킬 구실로 피부암에 걸릴 위험을 이용한다. 그들은 햇빛이 위험한 것이며, 바로 그 햇빛 때문에 사람들이 피부암으로 사망한다고 믿게 만드는 집단 히스테리를 만들어냈다.

자외선 차단제가 정말 유용하다면, 오래전부터 훌륭한 의학 시설이 구비되어 있고 광범위하게 자외선 차단제 사용을 촉진해온 퀸즐랜드(오스트레일리아 북동부에 있는 주—옮긴이)에서 흑색종 발병이 급격히 증가한 것은 이해할 수 없는 일이다. 현재 퀸즐랜드의 단위 인구당 흑색종 발병률은 다른 어느 지역에 비해 높다. 세계적으로 흑색종 발병률이 가장 크게 증가한 지역은 모두 화학적으로 제조한 자외선 차단제가 가장 많이 판매되는 지역이다!

캘리포니아 대학교의 세드릭 갈런드(Cedric Garland) 박사와 프랭크 갈런드(Frank Garland) 박사는 자외선 차단제 사용을 가장 강력하게 반대하는 사람들이다. 그들은 자외선 차단제가 햇빛 화상으로부터 피부를 보호하는 것은 사실이지만 흑색종이나 기저세포암을 예방할 수 있다는 것을 입증할 과학적 근거가 전혀 없다는 사실을 지적한다.

갈런드 형제는 자외선 차단제의 사용량 증가가 피부암이 유행하게 된 주요 원인이라고 확신하고 있다. 그들은 자외선 차단제를 사용하는 사람들은 햇빛에 의한 화상을 입지 않기 때문에 잘못된 안정감을 갖게 되어 햇빛 아래 더 오래 머무는 경향이 있다는 사실을 강조한다.

자외선 차단제는 대개 두 가지 방식으로 자외선을 차단한다. 하나는 활석(운모), 산화티타늄, 산화아연과 같은 물리적인 필터를 사용하는 것이고, 다른 하나는 메톡시신나메이트, 파라아미노벤조산, 벤조페논 그리고 햇빛 화상을 일으키는 특정 진동수의 자외선은 흡수하고 나머지 빛은 통과시키는 물질 등을 유효 성분으로 하는 화학물질을 사용하는 것이다.

물리적으로 햇빛을 차단하기 위해 아주 오래전부터 시도한 방법 중 하나가 피부에 바르는 '반사판'으로 산화주석을 사용하는 것이다. 산화주석은 상처 치료용으로 널리 사용되며 비교적 안전한 물질로 여겨진다. 크림 형태로 바르면 낮의 햇빛에 반사되어 눈으로 볼 수 있다. 산화주석은 비록 '안전'하지만 국소 외용으로 사용할 때 수분을 잃게 만든다. 이것은 피부를 건조하게 만들기 때문에 건성 피부를 가진 사람은 사용을 피해야 한다.

칼라민 로션(Calamine Lotion)은 햇빛을 차단하고 그을린 피부를 진정시키기 위해 사용된다. 이것은 산화아연을 기초로 하여 만든다. 색깔은 핑크색이며 햇빛에 비추었을 때 눈에 보이고 물로 씻어낼 수 있다. 이 로션이나 다른 유사품처럼 빛을 '반사'하는 제품들은 파라아미노안식향산(PABA)이나 옥시벤존 혹은 벤조페논 등이 들어 있고 빛을 '흡수'하는 로션에 비해 훨씬 안전한 것처럼 보인다. 햇빛을 반사하는 로션은 몸에 해롭지 않아 보이겠지만, 아무 쓸모가 없는 일인 것은 분명한 사실이다.

이처럼 작은 문제를 일으키는 범죄자들에게서 관심을 거두고 이제 진짜 큰 범죄자, 즉 빛을 흡수하는 자외선 차단제에 대해 살펴보자.

자외선을 흡수하는 재료를 사용하는 자외선 차단제는 빛을 받았을 때 DNA를 손상시킬 수 있다.

자외선 차단제에 쓰이는 재료 중 일부는 자외선에 노출되었을 때 자유라디칼(매우 불안정하고 음의 전기를 띤 원자나 분자—옮긴이)과 '활성산소'를 생성시키는데, 이것은 알부민(동식물의 세포질과 조직에 존재하는 수용성 단백질—옮긴이) 내에 카르보닐 생성을 증가시키고 DNA를 손상시킨다. DNA 변질이 암 발생의 선행 조건이라는 사실은 모두 알고 있을 것이다.

자유라디칼과 활성산소는 세포 내의 DNA를 간접적으로 손상시킨다. 연구 결과는 자외선 차단제 재료 세 가지가 피부에 흡수되고 60분 동안 자외선에 노출되었을 때, 피부에 자유라디칼이 증가한다는 사실을 보여준다.

자유라디칼과 활성산소는 과연 무엇일까?

활성산소(ROS, Reactive Oxygen Species)는 산소 이온, 자유라디칼 그리고 과산화물을 포함하고 있는 이온이나 매우 작은 분자들을 말한다. 이것들은 쌍을 이루지 못한 최외각전자(最外殼電子)가 있기 때문에 반응성이 매우 높다. 활성산소는 산소의 정상적인 신진대사의 자연스러운 부산물로 형성되며 세포 신호 전달에서 중요한 역할을 한다. 그러나 환경 스트레스를 받았을 때(예를 들면 자외선 또는 열 노출) 활성산소 수준이 크게 증가할 수 있으며, 세포 구조에 상당한 손상을 초래할 수 있다. 이것은 산화 스트레스라고 알려진 상황으로 축적된다. 활성산소는 이온화 방사선, 예를 들어 자외선과 같은 외인성 요인에 의해서도 생성된다.

일반적으로 활성산소가 세포에 미치는 해로운 효과는 주로 다음과 같은 것들이다.

- DNA의 간접적인 손상

• 지질 내에 있는 다가불포화지방산의 산화

• 단백질 내에 있는 아미노산의 산화

• 보조 인자의 산화에 의한 특이 효소의 비활성화

자유라디칼과 활성산소에 의한 간접적인 DNA 손상은 무엇이고, 그것이 해로운 이유는 무엇일까? DNA가 손상되는 형태는 여러 가지가 있다. 자외선은 DNA에 직간접적인 손상을 입힐 수 있다.

직접적인 DNA 손상은 DNA가 UVB 광자(photon, 빛은 파동과 입자의 성질을 모두 갖고 있으며, 입자의 성질을 광자로 표현함—옮긴이)를 직접 흡수할 때 발생한다. UVB 자외선은 DNA를 이루는 분자의 반응을 이끌어내어 DNA 사슬을 끊는다. 이것이 햇빛 화상의 원인이 되고 멜라닌 생성을 촉진한다.

DNA의 뛰어난 광화학적 특성 때문에 흡수된 광자의 극히 적은 양만 분자의 손상을 일으킨다. DNA는 흡수된 광자의 99.9% 이상을 열로 전환시킨다. 하지만 나머지 0.1% 미만의 광자에 의한 손상만으로도 햇빛 화상을 입히는 데 충분한 양이다.

광자가 갖고 있는 들뜬상태의 높은 에너지를 해롭지 않은 열로 전환시키는 과정은 내부 전환이라 불리는 광화학적 프로세스를 통해 이루어진다. DNA 안에서 이러한 내부 전환이 일어나는 속도는 극도로 빠르고 매우 효율적이다. 이처럼 엄청나게 빠른 내부 전환은 뉴클레오티드(nucleotide)라 불리는 DNA 사슬의 기본 구성단위 물질에 의한 강력한 광보호 작용(光保護作用, 빛에 의한 피부 손상을 방호하는 것—

옮긴이)이다.

DNA의 흡수 스펙트럼은 UVB 자외선은 강력하게 흡수하지만 UVA 자외선에 대해서는 훨씬 낮은 흡수력을 보여준다. 햇빛 화상의 작용 스펙트럼은 DNA의 흡수 스펙트럼과 일치하기 때문에, 직접적인 DNA 손상은 햇빛 화상의 원인으로 여겨진다. 인간의 몸은 직접적인 DNA 손상에 대해선 통증이라는 경고 신호를 통해 반응하지만 간접적인 DNA 손상에 대해서는 그런 경고 신호가 만들어지지 않고, 간접적인 DNA 손상은 흑색종 발생의 92%에 영향을 미친다.

광보호는 인간이 자외선에 노출되었을 때 겪는 손상을 최소화하기 위해 자연이 만들어놓은 일련의 메커니즘이다. 이러한 손상의 대부분은 피부에서 발생하는데, 몸의 나머지 부분(예를 들면 고환) 역시 자외선에 의해 만들어지는 산화 스트레스의 영향을 받을 수 있다.

우리 피부의 광보호 작용은 DNA, 단백질 그리고 멜라닌의 극도로 효율적인 내부 전환을 통해 얻는다. 앞에서 언급한 것처럼, 내부 전환은 UV 광자의 에너지를 작은 양의 열로 전환시키는 광화학적 프로세스다. UV 광자의 에너지가 열로 전환되지 않으면 자유라디칼이나 다른 해로운 활성 분자(예를 들어 단일 상태 산소 혹은 수산화 라디칼)를 만들어낸다.

DNA의 광보호 메커니즘은 생명이 태동하던 40억 년 전부터 진화되어왔다. 광보호 메커니즘의 목적은 직간접적인 DNA 손상을 방지하는 것이다. 엄청나게 빠른 DNA의 내부 전환은 DNA의 들뜬상태를 10^{-15}초 단위까지 감소시킨다. 그 때문에 들뜬상태의 DNA가 다른 분자들과 반응할 만큼 충분한 시간을 갖지 못하게 된다.

멜라닌의 경우에는 진화가 한참 진행된 이후에 이런 메커니즘이 만들어졌다. 멜라닌은 매우 효과적인 광보호 물질이기 때문에 흡수된 자외선의 99.9% 이상을 열의 형태로 소멸시킨다. 이는 들뜬상태의 멜라닌 중 0.1% 미만이 해로운 화학반응을 일으키거나 자유라디칼을 만들어낸다는 것을 의미한다.

화장품업계에서는 자외선 흡수 필터가 '인공 멜라닌' 같은 역할을 한다고 주장한다. 그러나 자외선 차단제에 쓰이는 인공적인 물질은 자외선 광자의 에너지를 효율적으로 소멸시키지 못한다. 이런 물질들은 들뜬상태가 아주 오랫동안 지속된다.

자외선 차단제를 사용하는 사람과 사용하지 않는 사람을 비교했을 때, 멜라닌과 자외선 차단제 원료 사이에 존재하는 이런 차이가 흑색종 발병 위험이 증가하게 된 이유 중 하나라고 할 수 있다.

핸슨(Hanson)에 의해 수행된 연구는 피부 속에 스며들어 자유라디칼과 산화 스트레스의 양을 증폭시키는 자외선 차단제가 흑색종 발병률을 증가시키는 원인 중 하나라는 점을 시사한다.

자외선 차단제는 직접적인 DNA 손상을 감소시키고, 이것은 햇빛 화상을 방지한다. 자외선 차단제가 피부 표면에 있을 때는 자외선을 차단하여 그 강도를 약화시킨다. 심지어 자외선 차단제 분자가 피부 속에 침투한 상태라 해도 자외선이 DNA에 흡수되지 않고 자외선 차단제에 의해 흡수되기 때문에 직접적인 DNA 손상을 방지한다.

하지만 자외선 차단제가 간접적인 DNA 손상에 미치는 영향은 무엇일까?

간접적인 DNA 손상은 자외선 광자의 에너지를 해롭지 않은 열로 매우 빠르게 변환시킬 능력이 없는 발색단(chromophore, 유기 화합물의 색의 원인이 되는 원자단—옮긴이)에 의해 자외선이 흡수되었을 때 일어난다. 빛을 무해한 열로 전환시킬 능력이 없는 분자들은 들뜬상태가 오래 지속된다. 이처럼 긴 지속 시간은 다른 분자들과 반응할 가능성을 증가시키는데, 이를 이분자반응(두 개의 분자가 관여하는 반응—옮긴이)이라고 한다. 멜라닌과 DNA는 들뜬상태의 지속 시간이 10^{-15}초 단위로 아주 짧다. 하지만 자외선이 흡수된 자외선 차단제 물질은 들뜬상태의 지속 시간이 멜라닌에 비해 1000배에서 100만 배 이상 길어 주변 세포에 손상을 줄 수 있다.

본래 자외선 광자를 흡수하는 분자를 '발색단'이라고 한다. 이분자반응은 들뜬상태의 발색단과 DNA 사이에서 일어나거나, 들뜬상태의 발색단과 다른 종류의 분자 사이에 일어나 자유라디칼과 활성산소를 만든다. 이 같은 활성 분자는 확산을 통해 DNA에 도달하고 이분자반응이 산화 스트레스에 의해 DNA를 손상시킨다. 중요한 것은 DNA 손상이 인간의 몸에서 어떤 경고 신호나 통증도 유발하지 않는다는 점이다.

직접적인 DNA 손상과 간접적인 DNA 손상에 의한 돌연변이는 서로 다르며, 흑색종을 유전적으로 분석하면 어떤 DNA 손상이 피부암을 유발했는지 알 수 있다. 이런 기법들을 사용한 연구에서는 흑색종의 92%가 간접적인 DNA 손상에 의한 것이고, 8%의 흑색종만 직접적인 DNA 손상에 의한 것이라는 사실을 발견했다.

직접적인 DNA 손상은 UVB 자외선이 도달할 수 있는 부위로 국한된다. 그에 비해 자유라디칼은 몸속을 이동할 수 있기 때문에 다른 부위나 심지어 내부 장기에도 영향을 미친다. 간접적인 DNA 손상의 이동성은 악성 흑색종이 햇빛이 도달할 수 없는 부위에서도 발생한다는 사실로 알 수 있다. 이것은 햇빛이 직접 비추는 부위에서만 주로 발생하는 기저세포암이나 편평상피암과는 대조되는 현상이다.

화학적으로 제조한 대부분의 자외선 차단제에는 2~5%의 벤조페논 혹은 여기서 파생된 옥시벤존이나 벤조페논-3가 유효 성분으로 들어 있다. 벤조페논은 인간이 알고 있는 가장 강력한 자유라디칼 생성 물질 중 하나다. 이것은 제조 공정에서 화학반응을 일으키고 교차결합을 촉진시키기 위해 사용된다. 벤조페논은 자외선에 의해 활성화된다. 흡수된 에너지가 벤조페논의 이중결합을 끊어 두 개의 자유라디칼을 만든다. 자유라디칼은 다시 안정된 상태가 되기 위해 필사적으로 수소 원자와 결합하려 한다.

자유라디칼은 자신의 안정화에 필요한 수소 원자를 자외선 차단제에 들어 있는 다른 원료에서 발견할 수도 있지만, 피부 표면에서 수소 원자를 찾는 것도 충분히 가능하기 때문에 궁극적으로 흑색종이나 다른 피부암으로 발전할 수 있는 연쇄반응을 시작한다.

케리 핸슨(Kerry Henson) 등은 자외선 차단제에 들어가는 세 가지 화학물질인 옥토크릴렌(Octocrylene), 옥틸메톡시신나메이트(Octyl methoxycinnamate), 벤조페논-3(Benzophenone-3)가 피부에 스며든 뒤 활성산소와 자유라디칼의 수가 자외선 차단제를 사용하지 않았을 때에 비해 크게 증가하도록 만든다는 사실을 밝혀냈다. 활성산소가 증가하면 흑색종이 발병할 가능성도 함께 증가한다.

또한 자외선 차단제 성분이 피부 속에 침투할 수도 있다. 자외선 차단제 성분의 1~10%가 피부를 통해 몸속으로 흡수된다.

피부를 통해 흡수되는 자외선 차단제 성분은 일시적인 것이 아니며, 피부 깊숙한 곳에서 자외선 차단제 성분의 농도는 시간이 흐를수록 높아진다. 이런 이유로 자외선 차단제를 바르고 있는 시간과 햇빛이 비치는 시간 사이의 관계가 실험 연구에서 매우 중요한 변수로 작용한다. 각질층을 침투한 자외선 차단제 발색단에 햇빛을 비추면 활성산소 생성 가능성이 증폭된다.

미국 워싱턴의 비영리 환경 시민단체로 잔소리꾼 역할을 마다하지 않는 EWG(Environmental Working Group)는 피부에 쉽게 침투할 수 있는 해로운 화학물질을 성분으로 하는 자외선 차단제를 쓰레기 같은 것으로 취급한다. 주로 자외선 차단제에 사용되는 옥시벤존이 비난을 받는 물질이다. 미국 질병통제예방센터(CDC)는 거의 모든 실험 대상자의 소변에서 옥시벤존이 검출된다는 사실을 발견했다.

최근 《영국 의학 저널(*British Medical Journal*)》은 선탠로션을 바르고 일광욕을 하는 사람은 악성 피부암에 걸릴 위험이 매우 높으며, 이것이 옥시벤존과 관련 있다는 사실을 밝혔다. 옥시벤존은 햇빛을 차단하는 특성 때문에 여러 자외선 차단 제품에 쓰이는 화학물질이다.

옥시벤존의 역할은 피부 표면에서 자외선을 '차단'하여 열로 전환시키는 것인데, 피부 속에 침투하기도 한다. 옥시벤존이 피부를 통해 흡수되었을 때 어떤 일이 일어나는지를 조사한 연구 결과는 아직까지 없지만, 독자 여러분은 이 성분이 포함된 자외선 차단제의 사용을 피하는 것이 좋다. 피부 깊숙한 기저층에서 빛이 열로 전환되면 성장하고 있는 세포에 손상을 줄 가능성이 높다.

미국 식품의약국(FDA)이 최근 발표한 보고서에는 파라아미노안식향산(PABA) 성분이 들어 있는 17개의 선탠로션 중 14개의 제품이 암을 유발할 수 있다는 것을 입증하는 내용이 포함되었다.

PABA는 옥시벤존과 매우 유사하게 자외선을 흡수함으로써 기능을 발휘한다. PABA는 1970년대 초에 미국에서 팔리기 시작했으며 범용으로 사용할 수 있는 최초의 자외선 차단제였다. 이 성분이 들어간 자외선 차단제가 시장에서 널리 판매된 최초의 제품이었다.

PABA는 햇빛 중의 자외선을 효과적으로 차단하는 기능을 갖고 있다. 이 화학물질의 장점은 표피 세포에 단단히 달라붙어 물에 잘 씻겨나가지 않고 수건으로 문질러도 잘 지워지지 않는다는 점이다. 이 화학물질은 종종 알레르기 반응을 일으키기 때문에 현재는 자외선 차단제에 잘 사용되지 않는다.

시간이 흐르면서 PABA가 사람들에게 햇빛 알레르기를 일으킨다는 사실이 발견되었는데, 1~4%의 사람들이 여기에 해당된다. 이 때문에 많은 국가에서 PABA 성분이 들어간 자외선 차단제의 시판을 금지했다.

PABA는 인간의 세포에서 DNA 손상을 일으킨다. 이것은 햇빛의 치유 효과를 가로막을 뿐만 아니라 유전자 손상을 유발한다. 더 많은 연구 결과를 통해 PABA가 피부 세포에 햇빛이 비치는 동안 DNA에 유전적 손상을 증가시킨다는 사실이 밝혀졌다. 유전자와 염색체에 발생한 손상은 스스로 자신을 복제하는 세포의 능력을 약화시킨다.

이 같은 연구 결과가 발표되고 몇 년 뒤 PABA를 자외선 차단제의 성분으로 사용하는 것이 금지되었다. 페닐벤지미다졸(PBI) 역시 세균이나 사람의 각질 세포와 접촉한 상태에서 햇빛을 쬐면 DNA의 광손상(光損傷)을 일으킨다.

설령 PABA가 있는 상태에서 자외선이 DNA에 손상을 입힌다 하더라도, 그 원인으로 자외선을 탓하는 것은 마치 산소가 탄소와 반응하여 혈액에 해로운 노폐물을 만든다는 이유로 산소가 위험하다고 말하는 것처럼 억지스럽다.

정부 당국과 암 관련 단체에서는 지난 수십 년 동안 피부암을 예방하기 위해 자외선 차단지수가 높은 제품을 사용할 것을 권장해왔다. 하지만 최근 유럽에서 진행된 두 건의 환자군-대조군 연구에서는 자외선 차단제 사용이 흑색종의 발병 위험을 감소시킨다는 사실을 입증하는 데 실패했다. 이 연구에서는 자외선 차단제를 사용했을 때 미약하게나마 흑색종 발병 위험을 오히려 증가시키는 것으로 나타났다.

여러분은 자외선 차단지수(SPF)라는 용어를 자주 들어봤을 것이다. 자외선 차단지수가 의미하는 것이 무엇인지 살펴보자.

극히 예외적인 경우를 제외하면, 자외선 차단제는 UVB 자외선으로부터 피부를 보호하도록 고안된 화학물질의 혼합물이다. 자외선 차단지수는 자외선 차단제를 피부에 발랐을 때 발적(發赤), 즉 홍반이 만들어지는 데 필요한 자외선의 양을 비율로 나타낸 것이다. 즉 자외선 차단제를 바르지 않은 피부와 비교해서 똑같은 효과가 나타나는 데 필요한 햇빛 노출의 상대적인 시간을 비율로 나타낸다. 따라서 자외선 차단제를 바르지 않았을 때 10분 만에 홍반이 나타난다면, 자외선 차단지수가 8인 자외선 차단제를 발랐을 때 여러분의 피부가 이보다 8배 더 오랫동안 햇빛에 노출되어야 홍반이 나타나기 시작한다. 화학물질로 만든 자외선 차단제는 기본적으로 UVB 자외선을 차단한다. 실제로 여러분이 자외선 차단제의 역사를 살펴본 적이 있다면 최초의 자외선 차단제가 '빙하 크림'으로 불렸다는 사실에 대해 신기하게 생각했을 것이다. 이것을 만든 사람은 알프스를 등반하다가 심각한 화상을 입는 사고 후에 이 제품을 만들었다. 햇빛 화상은 UVB 자외선에 의한 것으로 여겨졌기 때문에 별다른 생각 없이 UVB 자외선을 차단하려는 것뿐이었다. UVB 자외선을 차단하면 햇빛 화상을 입지 않을 것이라고 여겼던 것이다. 불행하게도 건강에 좋은 것까지 함께 차단된다는 것을 깨달은 사람은 아무도 없었다.

자외선 차단지수는 오직 UVB 자외선을 차단하는 정도만을 나타낼 뿐이고, UVA 자외선에 대해서는 아무런 고려가 없다.

1997년, 유럽과 캐나다 및 오스트레일리아에서는 자외선 차단제의 기본 원료로 아보벤존, 이산화티타늄, 산화아연과 같이 특별한 기능을 가진 세 가지 원료를 사용하도록 바뀌었다. 미국의 화장품 회사들은 다른 국가에서 금지된 독성 자외선 차단제를 함유한 화장품을 모두 팔아치우기 위해 이 정책의 시행을 뒤로 미뤘다. 하지만 아보벤존은 강력한 자유라디칼 생성 물질로 이 역시 똑같이 금지되어야 할 화학물질이었다. 아보벤존은 표피를 통해 쉽게 흡수되고 이후에도 자외선 에너지를 흡수하는 화학물질이다. 아보벤존은 흡수한 에너지를 열로 전환시키지 못하기 때문에 그것을 자유라디칼로 방출하게 된다. 또한 이것은 파장이 긴 빛은 차단하지만 UVB 자외선, 즉 파장이 짧은 빛은 효과적으로 차단하지 못하고 자외선 차단제의 다른 원료들과 결합하여 '광역 스펙트럼' 물질을 만든다. 아보벤존은 햇빛을 비추면 분해되어 한 시간 안에 효과가 사라진다.

자외선 차단지수가 높을수록 햇빛을 잘 차단한다는 자외선 차단제의 기본 원칙이 점점 많은 의심을 받고 있다.

비영리 환경 시민단체인 EWG는 1000여 개의 자외선 차단제를 분석한 결과, 다섯 개 중 네 개꼴로 햇빛을 제대로 차단하지 못하거나 해로운 화학물질을 포함하고 있다는 사실을 발견했다. EWG는 업계를 이끌어가는 코퍼톤, 바나나보트, 뉴트로지나 등이 가장 심각한 범죄자들이라고 말한다.

시장을 선도하는 세 기업 모두 EWG의 보고서를 매우 불편하게 생각하고, 일부 피부과 전문의들은 지나치게 과장되었다고 비판하지만, 이 보고서는 건강과 관련한 오래된 몇 가지 문제를 분명히 보여준다.

자외선 차단제는 햇빛을 차단하지 못하고, 치명적인 피부암을 예방하는 효과가 거의 없다. 자외선 차단제에 의존하는 대신 모자를 쓰거나 햇빛을 가리는 옷을 입는 것이 오히려 피부암을 예방하는 효과가 크다. 그리고 FDA는 아직까지 아무런 안전 기준을 마련하지 못하고 있으며, 30여 년 전에 만든 초안의 모호한 입장을 고수하고 있다.

이제 우리 모두가 알고 있듯이, 대부분의 자외선 차단제는 UVB 자외선만을 차단한다. 그리고 자외선 차단지수 역시 UVB 자외선을 얼마나 차단하는지를 알려주는 수치일 뿐이다. 자외선 차단지수는 자외선 차단제가 햇빛 화상을 어느 정도 예방하는지를 추정하는 값이다. 여러분의 피부가 30분 만에 화상을 입는다면, 자외선 차단지수가 15인 제품을 사용했을 때 여러분은 햇빛 아래에서 햇빛 화상을 입지 않은 채 이론적으로 15배의 시간을 머물 수 있다.

실제로 자외선 차단제의 유효성은 계산된 시간이 되기 전에 사라지고, 이런 사실을 모르는 사용자는 매우 많은 양의 독성 화학물질을 자신의 피부에 바르는 것이다. 피부는 플라스틱이 아닌 살아 있는 세포로 이루어진 것이다. 피부 표면에서 벌어지는 지속적인 생화학적 전투는 피부 자체의 보호 메커니즘을 방해하고 파괴하며, 끊임없는 손상으로 정상적인 세포 성장에 취약하도록 만든다. 이와 같은 의구심은 자외선 차단제에 사용되는 몇몇 화학물질의 생산을 중단시킨 계기가 되었다.

하지만 자외선 차단제를 사용하면서 발생하는 가장 중요한 문제는 이것이 일광욕을 하는 사람들로 하여금 햇빛 아래에서 더 오래 머물러 있도록 유혹한다는 점이다.

사람들은 자외선을 100% 차단하는 것이 그리 어렵지 않으며 이미 수천 년 전부터 사용해왔다는 사실을 깨닫지 못한다. 우리는 그것을 옷이라고 부른다. 햇빛 아래 오랫동안 머물고 싶을 때 환기가 잘되면서 햇빛을 가려주는 옷이나 모자만큼 효율적인 것은 없다.

EWG 보고서는 느슨한 자외선 차단지수 규정에 일침을 가한다. 대부분의 자외선 차단제에는 우리의 인식과는 반대로 햇빛에 분해되는 화학물질이 포함되어 있다. 사실 이것은 마치 성벽이 무너지기 전까지는 성벽이 대포의 공격으로부터 성을 보호하는 것처럼, UVB 자외선이 피부에 침투하는 것을 막기 위해 그들이 사용하는 방법이다.

EWG는 자외선 차단 효과가 하루 종일 지속된다거나, 혹은 몇 시간씩 지속된다는 제조업체의 주장이 터무니없는 것이라고 말한다. 왜냐하면 대부분의 자외선 차단제가 바른 지 15분 만에 효과가 떨어지기 때문이다. 자외선 차단제의 효과가 감소하는 것은 땀에 씻기거나 문지르는 행동 때문이라고 할 수 없다.

1996년 6월, 《영국 의학 저널》의 메인 기사로 발표된 영국 의학 보고서는 자외선 차단제를 사용할 경우, 사람들로 하여금 햇빛 아래 너무 오랫동안 머물게 하기 때문에 피부암을 유발할 수 있다는 사실을 시사했다. 자외선 차단제를 사용하면 긴 시간 동안 햇빛 화상이 시작되는 것을 미룰 수 있다. 대부분의 사람들은 이를 이로운 것이라고 생각하지만, 실제로는 자신의 생명을 위태롭게 하는 것이다.

이 보고서를 작성한 의사들은 1995년에 서유럽과 스칸디나비아에서 수행되었고, 자외선 차단제를 자주 사용하는 사람들이 실제로 피부암에 걸릴 위험이 훨씬 더 높다는 사실을 입증한 연구들을 인용하고 있다. 보고서는 "자외선 B만 차단하는 성분을 포함한 자외선 차단제는 햇빛 화상을 방지하기 때문에 더 많은 양의 자외선 A에 노출되도록 만든다"라고 말했다. 다시 말해서 자외선 차단제를 바르고 일광욕을 즐기는 사람들은 자외선 차단제를 사용하지 않았을 때에 비해 훨씬 많은 자외선에 스스로를 노출시킨다는 것이다. 사실 햇빛 화상은 피부암과 같은 더 심각한 손상을 방지하기 위한 몸의 자연스러운 방어 반응이다.

자외선 차단제를 사용할 때 고려해야 할 문제는 다음과 같은 것들이 있다.

- 일부 자외선 차단제 원료는 잠재적으로 암을 유발하는 특성을 갖고 있다.
- 자외선 노출이 감소하면서 비타민 D 결핍이 발생한다.
- 넓은 스펙트럼에 걸친 모든 자외선을 차단하지 못하기 때문에 필요 이상으로 오랫동안 햇빛에 노출된다.

이러한 문제점들은 학계에서 자외선 차단제에 대한 논란을 불러일으켰다. 일부 자외선 차단제는 UVB 자외선만 차단하고 더 위험한 파장의 자외선은 차단하지 못하는 것으로 알려져 있다. 많은 집단소송에서 자외선 차단제 제조업자들이 소비자들로 하여금 그들의 제품이 모든 범위의 자외선을 차단하는 것처럼 오해하도록 만든다는 혐의를 제기한다. 비타민 D에 관한 가설은 아직까지 널리 받아들여지지 않고 있지만 끊임없이 학문적인 논쟁을 만들어내고 있다.

화학적으로 제조된 자외선 차단제는 UVB 자외선을 흡수하는 원료들로 만들어진다. 이 물질들은 자외선을 제외한 대부분의 빛을 통과시킨다. 빛은 피부 속으로 깊숙이 침투하여 멜라닌 형성 세포에 의해 흡수되는데, 멜라닌 형성 세포는 멜라닌 형성과 흑색종 형성에 모두 관여한다.

햇빛은 크게 두 가지 타입, 즉 UVA 자외선과 UVB 자외선이 있다. UVB 자외선은 햇빛 화상 외에도 가장 일반적인 형태의 기저세포암과 편평상피암을 유발한다. 기저세포암은 치명적인 경우가 거의 없고 대부분 피부 표면을 흉하게 만들 뿐이지만, 편평상피암은 1% 정도가 치명적인 피부암으로 발전한다.

UVA 자외선은 피부의 더 깊숙한 곳까지 침투하여 주름살의 원인이 된다. 하지만 최근 연구에서는 UVA 자외선이 UVB 자외선의 발암 효과를 가중시키고 스스로 피부암을 유발할 수도 있다는 사실을 발견했다.

자외선 차단제가 흑색종을 유발한다고 주장하는 과학자들은 다음의 메커니즘들 중 하나가 일어나기 때문이라고 추측한다.

- 자외선 차단제를 사용하는 사람들은 UVA 자외선을 차단하지 못한 채 햇빛에 너무 오랜 시간 노출된다.
- 자외선 차단제를 사용하면 비타민 D 생성이 감소한다.
- 자외선 차단제는 피부가 UVB 자외선에 덜 노출되도록 함으로써 피부에서 천연 햇빛 보호제인 멜라닌의 생산을 억제하고, 멜라닌 부족

은 흑색종 발생 위험을 증가시킨다.

- 자외선 차단제의 화학물질이 피부 속에 침투하면서 자유라디칼이 생산된다.
- 미세한 산화티타늄 혹은 산화아연의 세포 독성 및 발암성

자외선 차단제를 사용하지 않은 정상적인 환경에서 너무 많은 양의 햇빛을 쬐면 피부에 가려움이 느껴지고 불편해진다. 이에 반해 자외선 차단제를 사용했을 때는 햇빛의 공격에 대한 1차 방어선인 햇빛 화상이 약화되었기 때문에 언제쯤 여러분의 몸이 충분한 양의 햇빛을 쬐었는지 알 수가 없다.

피부 표면에 해로운 화학 물질을 바르고 피부 내부에도 해로운 독성 물질이 쌓인 상태에서 과도한 양의 햇빛을 쬐는 것은 피부 세포를 손상시키고 암세포를 만드는 가장 완벽한 방법이다. 자외선 차단제를 사용하지 않은 정상적인 조건에서는 여러분이 햇빛 아래에서 오랫동안 머문다 해도 과도한 양의 햇빛을 쬘 가능성이 크지 않다. UVB 자외선에 대한 지나친 노출로 살갗이 탈 수는 있겠지만, 과다한 양의 햇빛에 노출되는 것은 여전히 방지된다.

일부 과학자들은 자외선이 면역 체계를 억제하고 DNA를 손상시키는 복합적인 과정을 통해 피부암을 유발한다고 믿는다. 하지만 자외선에 노출된다고 해서 항상 나쁜 것은 아니다. 애커먼 박사는 햇빛 화상이 일시적으로는 면역 기능을 떨어뜨리고 피부를 손상시킬 수 있지만, 그것이 피부암을 일으킨다는 증거는 없다는 사실을 밝혀냈다.

우리 몸에 필요한 비타민 D의 대부분, 즉 약 75% 이상의 비타민 D는 피부가 자외선에 노출되었을 때 만들어진다. 자외선 차단제를 사용하는 것은 피부의 비타민 D_3 생산량을 급격히 떨어뜨린다. 혈액 중에 비타민 D 수치가 낮으면 유방암과 대장암의 발병 위험이 증가하고 흑색종의 성장을 가속시킬 수도 있는 것으로 알려져 있다.

《영국 의학 저널》은 의학 전문가들이 "햇빛 화상과 피부암 사이의 정확한 연관성에 대해 아는 것이 별로 없다"고 결론지었다. 여기서 말하는 피부암은 모든 종류의 피부암, 특히 치명적인 흑색종 등을 모두 아우른다. 피부암과 관련한 엄청나게 많은 연구 결과가 있음에도 불구하고, 악성 흑색종이 자외선 노출과 약간의 연관성이라도 있다는 것을 밝혀낸 연구는 지금까지 전혀 없었다. 확실히 알려진 것이 있다면 자외선 차단제가 피부암을 방지하는 데 실패했을 뿐만 아니라, 오히려 그 반대로 자외선 흡수를 증가시켜 피부암의 발생을 촉진시켰다는 사실이다. 따라서 자외선 차단제는 햇빛보다 더 큰 위험을 갖고 있는 것이다.

캘리포니아의 고든 아인슬레이 박사는 자외선 차단제 사용으로 예방되는 피부암보다 그 때문에 발생하는 암으로 인한 사망자 수가 훨씬 더 많다고 믿고 있다. 그는 1991~1992년에 유방암 발병률이 17% 증가한 것이 과거 10년 동안 자외선 차단제 사용이 만연했던 결과일 수 있다고 추정했다. 최근의 연구 결과들 또한 규칙적으로 자외선 차단제를 사용하는 남성들이 더 높은 흑색종 발병률을 보여주고, 자외선 차단제를 사용하는 여성들의 경우에는 기저세포암 발병률이 높다는 사실을 보여준다.

아인슬레이 박사는 사람들이 규칙적으로 적절한 양의 햇빛을 쬐면 암으로 인한 사망자가 미국에서만 3만 명 이상 감소할 것으로 추산했다.

의료 기관들은 여전히 자외선 차단제 사용을 강력하게 지지하지만, 진보적인 과학자들 사이에선 자외선 차단제는 피부암을 예방하지 못하고 실제로는 피부암뿐만 아니라 대장암과 유방암의 발병을 촉진한다는 의견에 동의하는 사람들이 점차 늘어나고 있다.

2007년 8월, FDA는 "대부분의 증거가 자외선 차단제 사용으로 피부암을 예방할 수 있다는 것을 증명하지 못했다"라고 조심스럽게 결론지었다.

자외선 차단제에 사용되는 성분 물질은 유럽, 일본 혹은 오스트레일리아 등에서 제품이 시판되기 전에 발암성 검사를 거치지 않았다. 심지어 2008년에 미국에서 판매된 대부분의 자외선 차단제조차 조부조항(법률의 기득권 옹호 조항으로, 새 법령을 적용할 때 이전에 관련된 것은 법 적용에서 제외하는 조항—옮긴이) 때문에 규제 검사를 거치지 않았다. 미국에서 1978년 이후에 도입된 자외선 차단제의 새로운 유효성분들 중 겨우 3개 성분만 가까스로 새로운 검사 요구 조건을 충족했다.

자외선 차단지수(SPF)가 8 정도로 매우 낮은 자외선 차단제조차 피부에서 만들어지는 비타민 D의 95%를 감소시킨다. 최근의 연구 결과들은 오스트레일리아와 뉴질랜드에서 'Slip-Slop-Slap' 건강 캠

페인이 성공을 거두어 사람들이 햇빛에 노출될 때 피부암을 예방하기 위해 티셔츠를 잘 입고(Slip), 자외선 차단제를 충분히 바르며(Slop), 항상 모자를 쓰게(Slap) 된 이후 오스트레일리아와 뉴질랜드에서 비타민 D 결핍 증세를 보이는 사람들의 수가 크게 증가했다는 사실을 보여준다. 역설적으로 비타민 D 결핍이 피부암을 유발한다는 것을 보여주는 증거가 있다. 비타민 D 결핍 문제를 해결하기 위해서는 비타민 D 보충제를 복용할 수도 있다. 또 일주일에 최소한 두 번 정도 자외선 차단제를 바르지 않은 상태에서 얼굴, 팔, 손 혹은 등에 10~15분 정도 햇빛을 쬐는 것만으로도 피부에서 충분한 양의 비타민 D_3를 생산할 수 있다. 이것은 자외선지수가 3 이상인 열대 지방 그리고 온대 지방의 경우에는 봄과 여름에 해당한다.

하지만 자외선 차단제를 사용하면 햇빛을 쬐어야 하는 시간이 훨씬 길어진다. 비타민 D 생산량이 95% 감소하면, 즉 정상적으로 햇빛을 쬐는 것에 비해 비타민 D를 5%밖에 생산하지 못하면 적절한 양의 비타민 D를 생산하기 위해 20배 이상 긴 200~300분 동안 햇빛을 쬐어야 한다. 해변에서 수영복을 입고 있을 때처럼 몸에서 햇빛에 노출되는 부위가 넓으면 햇빛을 쬐어야 하는 시간이 감소하지만, 자외선 차단제를 사용할 경우에는 앞에서 말한 조건에 변함이 없다.

이 계산법에 의하면, 평상시 대부분의 시간을 햇빛이 거의 비치지 않는 집이나 사무실 등 건물 안에서만 지내는 사람이 일주일의 휴가 기간 동안 자외선 차단제를 바른 상태에서 하루 종일 해변에서 지낼 때 평상시보다 많은 양의 비타민 D를 생산하는 것이 분명하다. 또한

UVB 자외선에 오랫동안 노출될수록 피부가 평형상태가 되면서 비타민 D가 생산되자마자 분해된다는 사실 역시 주목해야 한다. 따라서 자연에 의해 만들어지거나 음식을 통해 섭취하는 비타민 D가 과다 상태가 되는 것은 거의 불가능하다.

하지만 여전히 의문이 남는다. 자외선 차단제가 UVA 자외선과 UVB 자외선을 모두 차단하도록 만든다면 문제가 해결될까? 연구 결과에 의하면, 그런 자외선 차단제도 피부암을 예방하지는 못한다. 왜냐하면 다음과 같은 이유들 때문이다. 첫째, 피부는 여전히 자외선 차단제를 바를 때 나타나는 산(酸)의 공격을 처리해야 한다. 둘째, UVA 자외선과 UVB 자외선을 차단하는 것은 몸이 적절한 면역력을 유지하고 여러 가지 필수 생체 과정을 처리하는 데 중요한 요소를 빼앗는 것이다. 예를 들어 몸은 비타민 D를 만들기 위해 UVB 자외선을 필요로 하고, 우리는 비타민 D 없이 생존할 수가 없다. 그렇다면 오늘날 햇빛을 거의 혹은 전혀 쬐지 못하는 많은 사람들이 피부암으로 고통을 겪는 것이 그리 놀라운 일이라고 할 수 있겠는가?

화학적으로 제조된 자외선 차단제를 지나치게 많이 사용하면 이 화학물질들이 자유라디칼을 생성하는 성질을 갖고 있기 때문에 확실히 암 발생을 증가시키는 것으로 인식되고 있다. 또 이러한 화학물질들 중 일부는 강한 에스트로겐 특성으로 청소년의 성적 발달과 성인들의 성 기능에 심각한 문제를 일으킬 수 있고 암 발병 위험을 증가시킬 수 있다.

유기화학자들은 오래전부터 자외선 차단제를 구성하는 화학물질들의 위험성을 알고 있었다. 이 화학물질들은 화학적 합성 공정에서 유리기(遊離基 혹은 라디칼) 반응을 일으키기 위해 널리 사용되고 있다. 또한 이것들은 여러분이 실험실에서 실험할 때 피부에 닿지 않도록 조심해야 하는 화학물질들처럼 매우 위험한 것이다. 화학자들은 그 화학물질을 다루기 위해 다른 화학물질과 혼합하는 과정을 거친다. 그런 다음 화학물질들의 혼합물에 자외선을 비춘다. 그러면 자외선을 흡수하는 화학물질이 방대한 양의 자유라디칼을 생성하여 원하는 화학반응을 일으키는 것이다.

우리는 자연과 배치되는 물질과 행동을 의도적으로 추천하는 소위 건강 전문가들을 신뢰하는 것이 얼마나 위험한 일인지 깨달아야 한다. 건강을 유지하는 것은 스스로의 책임인데도 불구하고, 우리는 너무 오랫동안 '과학자'들이 제공하는 잘못된 정보를 믿으며 어둠 속에서 고통을 겪어왔다. 이 고통에서 빠져나오는 방법은 자연에 의한 것이 아닌 것들을 몰아내고, 가능한 한 자연과 일치하는 생활 방식을 선택하는 것이다.

우리는 의사의 처방과 현대 의학에 지나치게 의존하기 때문에, 정작 우리의 건강이 위태로워졌을 때 몸이 보내는 신호들을 무시하는 훈련을 끊임없이 받는다.

무엇이 우리의 건강에 좋은 것이고 무엇이 그렇지 못한지 결정할 때는 다른 사람의 말에 의존할 필요가 없다.

어쨌든 지금까지는 의학 전문가들이 우리를 실망시켜왔다.

지난 1927년, 1만 2745명의 의사들은 '럭키 스트라이크'라는 담배를 피우면 건강에 유익하다는 주장을 지지했다. 1940년대와 1950년대에는 흡연의 안전성에 대하여 대중들을 안심시키기 위해 수천 명의 유명한 외과 의사들이 담배 광고에 이용되었다.

1950년대에는 정신 질환을 치료하기 위해 로보토미(Lobotomy)라고 불리는 전두엽 절제술이 도입되었지만, 이 수술은 인격의 변화를 가져오는 등 많은 문제를 드러내어 지금은 사용되지 않는다.

1960년대와 1970년대에는 오메가6 다가불포화지방산과 경화유 등이 많이 포함된 홍화씨 오일과 마가린 등이 심장 질환을 감소시키는 식품으로 권장되었다. 하지만 장기간의 연구를 통해 그런 식품이 심장 질환을 감소시키지만 전체적인 사망률과 암 발병률을 증가시키고 노화를 급격히 진행시킨다는 사실을 발견했다.

화학적으로 제조된 자외선 차단제는 다음과 같은 세 가지 중요한 결함을 갖고 있다.

- 자외선 차단제는 강력한 자유라디칼 생성 물질이다. 자외선 차단제에 의해 만들어진 자유라디칼은 세포 손상을 증가시키고 암을 유발하는 변화를 초래한다.
- 자외선 차단제는 종종 강한 에스트로겐 특성을 나타낸다. 성적 특성을 모호하게 만드는 에스트로겐 특성으로 인해 정상적인 성적 발달에 지장을 초래하고 이것은 2차적인 의학적 문제의 원인이 된다.
- 자외선 차단제는 인간의 몸에 생경한 합성 화학물질이고 지방과 함께 축적된다.

인간의 몸은 수백만 년 동안 접촉해온 생물학적 독성 물질들을 해독하도록 적응해왔다. 그렇지만 DDT, 다이옥신, 폴리염화바이페닐(PCB) 그리고 화학적 자외선 차단제처럼 새롭게 출현한 비생물학적 화학물질을 제거하는 데에는 종종 어려움을 겪는다.

자외선 차단제를 사용할 때 이런 상황이 발생하는 이유는 무엇일까? 오직 연구과학자들만 자외선 차단제의 안전성에 대해 꾸준히 의문을 제기하는 이유는 무엇일까? 피부과학 분야에서 침묵을 지키는 이유는 무엇일까?

대부분의 학계는 대중들에게 진실을 알리고 더 많은 공동체에 잠재적인 위험을 알리는 오랜 전통을 갖고 있다.

미국의 물리화학자이면서 노벨상 수상자인 라이너스 폴링(Linus Pauling) 박사는 매주 캘리포니아의 샌타바버라 도서관 앞에서 지상에서 벌이는 핵무기 실험에 반대하는 시위를 벌였다. 그는 미국 정부의 심한 압력과 자신을 모략하는 은밀한 공작에도 불구하고 시위 활동을 계속했다. 1952년, 미 국무부는 폴링 박사의 여권 갱신을 거부했다. 이에 대해 미 국무부가 밝힌 공식적인 근거는 그의 해외여행이 "미국의 이익에 부합하지 않을 수 있다"는 것이었다. 런던의 왕립학회가 DNA의 구조에 대한 견해를 듣고자 그를 초청했지만, 폴링 박사는 학회에 참석할 수 없었다. 폴링 박사가 동료 과학자들과 토론할 수 없어, 많은 사람들이 그가 DNA의 구조를 최초로 밝혀낼 기회를 놓쳤다고 생각했다. 폴링 박사는 1952년 여름에 단기 여권을 발급받았지만, 그의 여권 연장 신청은 그 후 2년 동안 계속 거부되었다.

폴링 박사는 그의 평화운동을 높이 산 노벨위원회에 의해 결국 1962년에 노벨 평화상을 수상하였고, 그 이후 지상 핵실험은 중단되었다. 하지만 미국 질병통제예방센터(CDC)에 의해 수행된 아주 최근의 연구는 지상 핵실험으로 인한 방사성 낙진은 미국에서 1만 1000명이 암으로 사망하는 원인이 되었고 최소한 2만 2000명의 새로운 암 환자를 만들어낸 것으로 추산했다. 일부 민간 단체에선 사망자 수가 이보다 훨씬 더 많으며 핵실험 때문에 아직까지도 미국에서 연간 1만 5000명이 목숨을 잃는다고 여기고 있다.

최근 들어 다른 많은 학계에서도 광범위한 지역에 피해를 입히는 활동과 정책에 대한 반대 운동을 벌이고 있다. 여기에는 식품, 의복, 건축재 및 환경 분야에서 화학적 독성 물질을 제거하려는 운동도 포함된다.

이러한 운동들은 피부과학 분야에서 왜 지난 30여 년 동안 화학적 자외선 차단제의 위험을 경고하는 사람이 하나도 없었는지에 대한 의문을 불러일으킨다. 그 이유는 화장품업계가 자문료나 연구비 등 다양한 수단을 동원하여 선도적인 피부과학 연구자들을 침묵시켰기 때문이다. 정확히 말해서 화장품업계는 자신들을 난처하게 만들 수 있는 이슈나 제품에 대한 그들의 침묵을 돈으로 사들였다. 대부분의 피부과학 연구자들은 위험하지 않고 논란의 여지가 적어서 자신들의 후원자인 화장품업계를 불쾌하게 만들지 않을 만한 주제에 관심을 집중시켰다. 그들은 후원자들의 동의를 얻는 것을 여러분이나 나 같은 평범한 사람들의 동의를 얻는 것보다 훨씬 더 중요하게 여겼다.

대규모 산업이 여러분의 이익을 최우선으로 생각하지 않는다는 점을 반드시 명심해야 한다.

바이엘의 자회사인 커터 바이올로지컬(Cutter Biological)은 혈우병을 치료할 목적으로 혼주 혈장(다수의 헌혈자로부터 모은 혈장—옮긴이)에서 혈액응고 인자를 추출한 여러 제약회사 중 하나였다. 그런데 1992년에 이를 이용해 치료를 받은 혈우병 환자에게서 최초의 에이즈(AIDS)가 발견되고, 이로 인해 미국 FDA로부터 문제가 제기되었다. 이 회사는 미국 시장에서 제품을 철수하는 데에는 동의했지만, 다른 국가에서는 그러지 않았다. FDA는 이 문제를 더 이상 확대시키지 않는 데 동의했다. 이 제품이 미국을 제외한 다른 나라들에서 여전히 판매되는 것을 알고 있으면서 그들은 침묵을 지켰다.

바이엘은 혈액 기증자들과 제품 생산을 위한 준비에 이미 비용을 지불한 뒤였다. 미화로 400만 달러 상당의 재고도 있었다. 이 회사는 제품을 철수시키기로 동의했음에도 불구하고, 국제적으로 판매를 중단하지는 않았다. 문제를 인식한 유럽 대부분의 국가들은 다른 제품을 사용했다. 프랑스가 유일하게 예외였는데, 담당자는 결국 책임을 다하지 못한 잘못으로 수감되었다.

바이엘과 다른 제약회사들은 아시아와 남아메리카 및 다른 개발도상국에서 최소한 1년 이상 해당 제품을 계속 판매했다. 심지어 그들은 생산원가가 저렴하다는 이유로 문제가 나타난 예전 제품의 생산을 지속하기도 했다.

바이엘은 환자들에게 제품의 위험성을 충분히 알리지 않았고, 그

책임을 판매자와 의사들에게 돌렸다. 바이엘은 그들에게 재고를 소진시키도록 요구하기도 했다. 홍콩과 싱가포르에서는 이 제품을 사용한 환자의 50%가 에이즈에 감염되었고 그중 많은 수가 목숨을 잃었다. 전 세계적으로는 수천 명의 환자들이 이 제품으로 인해 에이즈에 감염되어 목숨을 잃었을 것이다.

이런 내막을 알고 나면 의학 전문가들에 대한 신뢰를 유지하기가 어려워진다. 하지만 여러분에게는 아무 힘이 없다. 그렇다고 우리 모두 그들의 꼭두각시가 될 필요는 없다. 여러분은 스스로 방법을 찾을 수 있다. 여러분은 자연의 섭리에 맞는 건강한 생활을 누릴 수 있는데, 그것은 오직 여러분의 결심에 달려 있다.

제7장

햇빛 부족—죽음의 덫

야외에서 주로 활동하는 사람들, 고도가 높은 지역에 사는 사람들 혹은 적도 근처에 사는 사람들이 피부암에 걸릴 가능성이 가장 낮다는 것은 지난 수십 년 동안 널리 알려진 사실이다. 이러한 증거들과 마찬가지로, 인공조명 아래에서 일하는 사람들은 피부암에 걸릴 가능성이 가장 높다.

우리가 만약 삶의 많은 부분을 지하에서 보내고 문밖으로 나가지 못한 채 밤에만 활동하도록 만들어졌다면, 자연은 우리를 인간이 아닌 설치류로 태어나게 했을 것이다.

형광등을 사용하면 전기 요금은 아낄 수 있겠지만, 여러분의 건강을 위해 더 많은 돈을 지불해야 한다. 천장 조명에서 방출되는 자외선은 《미국 역학 저널(*American Journal of Epidemiology*)》을 통해 흑색종의 발병과 밀접한 연관이 있는 것으로 여겨져왔다.

헬렌 쇼(Helen Shaw) 박사와 그녀의 연구팀은 런던 위생열대의대(London School of Hygiene and Tropical Medicine)와 시드니 병원의 흑색종 클리닉에서 흑색종 연구를 수행했다. 그들은 실내에서 일하는 사람들이 실외에서 일하는 사람들에 비해 치명적인 암에 걸리는 빈도가 두 배 이상 높다는 사실을 발견했다. 그들의 연구 결과는 영국의 의학 저널 《랜싯》을 통해 1982년에 발표되었다. 쇼 박사는 대부분의 시간을 자연광에 노출된 상태로 보내는 사람들에게 피부암이 나타날 위험이 가장 낮다는 사실을 입증했다. 실외에서 생활하거나 일하는 사람들과는 극명하게 대조적으로, 대부분의 시간을 인공조명에 노출된 채 사무실에서 일하는 사람들에게서 흑색종의 발병 위험이 가장 높았다. 쇼 박사는 형광등이, 배양된 동물세포의 돌연변이를 일으키는 원인이 된다는 사실도 발견했다. 쇼 박사의 연구는 오스트레일리아와 영국 모두에서 흑색종 발병률이 전문 직업인과 사무직 종사자에게 가장 높게 나타나고 실외에서 일하는 사람들이 가장 낮다는 것으로 결론 내렸다. 다시 말해서 오스트레일리아 사람이든 영국 사람이든 (그리고 우리 모두) 자외선이 넘쳐나는 실외에서 더 많은 시간을 보내는 게 훨씬 유익하다는 것이다! 이와 유사한 통제 연구(control study)가 뉴욕 대학교 의과대학에서 수행되었으며, 이 연구 또한 쇼 박사의 연구 결과를 다시 한 번 입증해주었다.

형광등은 두통, 야맹증과 같은 시력 문제, 피로, 집중력 장애 그리고 과민성 등의 원인이 되는 것으로도 알려져왔다. 또한 형광등이 밝을수록 코르티솔 호르몬 수치를 증가시켜 스트레스 지수를 높인다는 것도 관찰되어왔다.

1974~1984년에 미 해군을 상대로 진행한 연구에서, 연구원들은 실내 작업이 많은 병사들의 피부암 발병률이 실외 작업이 많은 병사들에 비해 높다는 사실을 발견했다. 실내와 실외 모두에서 작업하는 병사들의 피부암 발병률이 제일 낮았는데, 미국인 평균에 비해 24% 가량 낮았다. 병사들이 모든 시간을 실외에서 보내는 것은 아니기 때문에, 하루 종일 실외에서 지내는 것이 피부암 발병률을 낮추는 가장 좋은 방법인지는 알 수 없다.

애리조나의 피닉스처럼 미국에서 가장 뜨거운 일부 지역에서 피부암 발병률이 가장 높다는 사실은 매우 흥미롭지만, 그들이 햇빛에 피부를 많이 노출시키기 때문만은 아니다. 연구원들은 높은 피부암 발병률을 손쉽게 햇빛과 연관시키고, 이 지역이 미국에서 가장 기온이 높고 햇빛이 강렬한 지역이라는 점을 강조하려는 유혹을 느낀다. 하지만 세심한 관찰과 가능한 모든 변수들에 대한 분석도 없이 그처럼 성급한 결론을 내리는 것은 어리석은 짓이다.

이 지역에서는 기온이 너무 뜨거운 탓에 대부분의 사람들이 낮 동안에는 주로 실내에서 지낸다. 결과적으로 햇빛이 강렬한 지역이지만 사람들이 그것을 피하기 때문에 반대로 햇빛 부족으로 인한 건강상의 문제를 겪는 것이다.

게다가 바깥에서 활동할 때는 공기가 뜨겁고 건조한 데 비해 에어컨이 켜진 실내는 차갑고 건조하기 때문에 피부의 수분을 빠르게 증발시킨다. 따라서 외부의 먼지나 곰팡이 혹은 세균 등으로부터 피부를 지켜주는 보호막이 거의 남아 있지 않게 된다. 심지어 밤에도 에어컨을 가동하기 때문에 피부는 촉촉한 공기 중에서 자연 호흡을 할 기회를 거의 얻지 못한다. 피부의 수분 부족은 결합 조직과 몸의 다른 부분으로부터 만들어진 해로운 노폐물을 제거하는 피부의 능력이 에어컨으로 인해 크게 떨어져 있기 때문이다. 이것은 피부 세포를 점점 더 약화시키고 손상을 입힌다. 건강하지 못하고 자극에 민감하며 건조하고 약한 피부에, 햇빛 노출마저 부족하고 면역력과 활력이 떨어지는 것은 피부암이 발생하는 최적의 조건이다.

건조한 환경에서는 수분을 잃는다는 것이 물리학의 기본 법칙이다. 따라서 피부가 건조해지는 것을 막기 위해 수분을 보충하는 것이 매우 중요하다. 여름에는 대개 기온이 높고 더운 환경에서 일하는 것이 매우 불편하다. 그래서 우리는 에어컨을 가동하거나 최소한 선풍기를 돌려 조금이라도 열을 식히려 한다. 선풍기를 사용할 경우, 순환하는 공기가 땀의 수분을 증발시켜 피부 온도를 떨어뜨리고 체온을 낮게 유지하는 데 도움을 준다. 또 충분한 양의 물이나 다른 음료를 마시지 않으면 땀의 증발로 수분을 잃어 피부에 탈수 효과를 가져온다. 마찬가지로 에어컨을 사용하는 것도 공기를 순환시킨다는 점에서 선풍기와 유사하지만, 에어컨은 공기 온도를 떨어뜨리는 과정에서 상당량의 수분을 제거하기 때문에 피부를 훨씬 더 건조하게 만든다.

또 에어컨이 켜진 실내에서 지나치게 많은 시간을 보내는 사람은 여름의 뜨거운 날씨에 잘 적응하지 못한다. 그것은 과학기술에 대한 의존도를 높이게 되고, 충분히 걸어갈 수 있는 거리를 차로 이동하는 등의 행동으로 필요하지 않은 곳에 에너지를 낭비하게 한다.

미국인들은 바깥공기가 뜨겁고 습도가 높으면서 에어컨이 가동되지 않을 때 큰 고통을 겪는다. 얼굴에 뾰루지 같은 게 올라오는 것은 물론이고, 연인들은 다툼이 늘고 심지어 컴퓨터가 고장 나기도 한다! 많은 국가에서 8월에 정전이 발생하는 것은 그저 불편한 문제가 아니고 대중의 건강에 대한 응급 상황으로 여기고 있다.

에어컨이 대중화되고 50여 년이 지난 지금, 에어컨에 대한 미국인들의 의존도는 너무 높아 그에 대한 언급조차 거의 사라진 지경이다. 냉방장치는 우리 경제와 문화의 일부분이 되어 있다. 뜨거운 주차장에서 내려 에어컨이 가동되는 건물 로비로 이동하면 순간적으로 쾌적함을 느낀다. 뜨거운 사람의 몸에 나타나는 에어컨의 효과가 진통제 같다면, 그것의 경제적인 영향은 스테로이드 근육강화제와 비교할 수 있을 것이다. 에어컨이 없는 상황은 고통일 뿐이다.

사람들은 자동차나 컴퓨터에 얽매인 것과 마찬가지로 에어컨에 얽매여 산다. 우리의 삶에서 없어선 안 될 필수품이 된 도구들은 작동을 위해 필요한 모든 것을 인간에게 거리낌 없이 요구할 수 있게 되었다. 에어컨의 경우에는 우리에게 많은 양의 에너지를 요구한다!

에어컨과 같은 과학기술에 대한 우리의 터무니없는 의존과 이에 대응하는 불합리한 생활 방식은 에너지 위기뿐만 아니라 공중 보건의 위기를 초래한다. 많은 사람들이 실내와 실외의 극심한 온도 차이로

병을 얻는다. 예를 들어 섭씨 38도가 넘는 실외에 있다가 섭씨 25도의 실내로 들어오면 건강에 큰 문제를 일으킨다. 장기간의 혹서기에 목숨을 잃는 사람들이 과거 어느 때보다 더 많아졌다.

에어컨으로 인한 피해 중에는 곰팡이 포자의 수가 증가하고 에어컨이나 청소기를 사용하면서 부산물로 나오는 화학물질들이 공기 중에 떠다니는 문제가 있다. 에어컨을 사용하면 각종 해로운 물질들이 실내의 공기 중에 순환하여 심각한 비염을 초래할 수 있다.

연구 결과에 의하면 인공조명은 피부암 발생을 증가시킬 뿐 아니라 남성의 경우에는 전립선암을, 여성의 경우에는 유방암을 증가시키는 것으로 밝혀졌다.

이스라엘 하이파 대학교에서 수행한 새로운 연구에서는 밤에 인공조명을 밝게 밝히는 나라일수록 남성의 전립선암 발병률이 더 높다는 결론을 내렸다. 이것은 2008년에 《국제 시간생물학(*Chronobiology International*)》에 발표된 연구 결과와 일치하는데, 이 연구에서는 밤의 인공조명에 노출되었을 때 여성의 유방암 발병률이 높아진다고 보고했다.

하이파 대학교의 아브라함 하임(Abraham Haim), 보리스 A. 포트노브(Boris A. Portnov), 이타이 클루그(Itai Kloog) 교수 등이 미국 코네티컷 대학교의 리처드 스티븐스(Richard Stevens) 교수와 함께 수행한 연구는 밤에 노출되는 인공조명의 양을 비롯한 온갖 변수들이 전 세계적으로 남성들의 전립선암, 폐암, 대장암 등 세 가지 암에 미치는 영향을 조사할 목적으로 진행되었다.

연구에 쓰인 자료는 164개국 남성들을 대상으로 조사한 세 가지 암 발병률을 취합한 세계보건기구 산하 국제암연구기구(International Agency for Research on Cancer)의 데이터베이스에서 가져왔다. 야간의 인공조명 강도는 국방기상위성 프로그램(DMSP, Defense Meteorological Satellite Program)에서 모은 위성사진으로부터 취합되었다.

전립선암의 발병률이 야간의 인공조명 및 전력 소비량과 분명한 연관성이 있다는 것은 연구의 최초 진행 단계에서 이미 명확해졌다. 이 같은 결론에 이르기 위해 다양한 통계적 분석이 사용되었다.

연구원들은 야간조명의 효과를 검사하기 위해 '1인당 야간 인공조명의 총량'을 따로 계산했다. 그리고 국가들은 밤에 야간조명이 별로 없는 국가, 중간 정도의 야간조명이 있는 국가, 그리고 야간조명이 많은 국가 등 세 그룹으로 구분했다. 야간조명이 거의 없는 국가의 경우, 인구 10만 명당 66.77명의 전립선암 환자가 발생했다. 중간 정도의 야간조명이 있는 국가에서는 전립선암 발병 빈도가 30% 정도 증가하여 인구 10만 명당 87.11명의 전립선암 환자가 발생했다. 마지막으로 야간조명이 많은 국가의 경우에는 이보다 80%가 증가하여 인구 10만 명당 157명의 전립선암 환자가 발생했다.

연구원들에 의하면, 야간조명이 많아지면서 전립선암 발병 빈도가 증가하는 것은 여러 가지 이론으로 설명될 수 있다고 한다. 즉 멜라토닌 호르몬 생산량이 감소한다거나, 면역 체계가 약화되는 것, 그리고 밤과 낮의 구분이 혼란스러워지면서 몸의 생체 시계가 고장 나는 것

등이 이 현상을 설명할 수 있는 이론들이다. 원인이 무엇이든 전립선암과 야간조명 사이에는 분명한 연관성이 있는 것이 틀림없다. 연구원들은 "이것이 우리가 중세로 돌아가서 모든 전등을 꺼야 한다는 걸 의미하는 것은 아니다. 이것이 의미하는 바는 이러한 연관성이 국가 전체의 에너지 정책을 수립할 때 고려의 대상이 되어야 한다는 점이다"라고 지적했다.

연구원들은 세계보건기구(WHO)가 인공조명 사용이 늘어나는 것을 환경오염의 하나로 여기고 있다는 점을 첨언했다. 이러한 관점에서 볼 때 효율적인 조명을 위해 이스라엘 환경부가 추진하고 있는 사업은 야간 조명이 훨씬 더 밝아지는 것이므로 문제가 있다. 국가는 조명에 사용되는 에너지를 절약할 수 있도록 독려해야 하지만 오염을 감소시킬 의무도 함께 갖고 있다.

미국의 평균적인 도시인들은 하루에 22시간을 실내에서 지내고, 그 시간의 대부분을 인공조명 아래에서 지낸다.

어린이들 역시 야외에서 지내는 시간이 점점 줄어들고 있으며, 더 많은 시간을 학교나 집의 컴퓨터 혹은 텔레비전 앞에서 보내고 있다.

겨울이 되면 도시 근로자 대부분이 유리창을 통해 햇빛을 쬐는 것 이외에는 거의 햇빛을 쬐지 못한다. 백열등에서 나오는 빛은 햇빛에 비해 좁은 스펙트럼을 갖고 있고, 이런 빛에 노출되었을 때 면역력을 약화시키는 것으로 알려져 있다. 면역력은 감염과 질병으로부터 우리를 지키는 방어 시스템이다. 햇빛을 충분히 쬐지 못할 때도 우리의 면역 기능이 약화되는 것으로 알려져 있다. 면역력이 억제되거나 약해진다는 것은 유해한 것들로부터 우리를 보호하는 자연 방어 시스템이 비효율적이고 불충분해진다는 것을 의미한다. 이는 더 나아가 여러분이 질병에 더욱 취약해진다는 것을 의미한다. 러시아에서 수행된 연구는 자외선에 노출된 상태로 일하는 노동자들이 감기에 걸릴 가능성이 50% 감소한다는 사실을 보여준다. 빈약한 면역력은 피부암을 비롯한 질병으로부터 우리를 제대로 보호하지 못한다!

갈색이나 검은색 피부와 머리카락을 가진 아프리카계 카리브 해 사람들은 햇빛 화상을 입지 않고 햇빛에서 더 오래 머물 수 있다. 아프리카계 미국인들은 태생적으로 어두운 피부 색소를 갖고 있어 미국에 사는 다른 인종 집단에 비해 피부암이 덜 발생한다. 그들이 일조량이 충분한 모국에서 살 때는 피부암으로 고통을 겪는 경우가 거의 없었다. 그들의 피부에는 멜라닌 색소가 많기 때문에 많은 양의 자외선을 차단하지만 여전히 충분한 양의 유익한 빛을 피부에 공급한다. 아프리카계 미국인들에게서 여러 형태의 피부암이 발생하는 빈도는 매우 낮지만, 그렇다고 피부암 발병이 전혀 없는 것은 아니다. 아프리카계 미국인도 피부암에 걸릴 수 있고, 그들이 피부암에 걸렸을 때는 다른 미국인들에 비해 그 결과가 종종 더 심각하다. 그 이유 중 하나가 치료하기 어려울 정도로 피부암이 진행되었을 때 발견되기 때문이다. 또한 아프리카계 미국인에게 가장 자주 발병하는 흑색종은 말단흑색점흑색종으로, 이것은 백인들에게 주로 발병하는 일반적인 흑색종에 비해 좀 더 위험하다.

미국 여러 주의 통계 자료에 의하면 흑색종 진단을 받은 아프리카계 미국인 환자들의 생존율은 백인 환자들의 생존율보다 더 낮다. 예를 들어 캘리포니아의 암 환자 등록 현황에 따르면 백인 흑색종 환자의 5년 생존율이 87%인 데 비해 아프리카계 미국인은 약 70%로 더 낮다. 이와 비슷한 결과로 워싱턴의 워싱턴 호스피털 센터에서는 아프리카계 미국인의 5년 생존율이 59%였고 백인들의 5년 생존율은 85%였다. 아프리카계 미국인들의 생존율이 더 낮은 것은 암이 다른 부위로 전이되었을 만큼 진행되었을 때 발견된다는 사실에 주로 기인한다. 흑색종이 몸의 다른 부위에 전이되면 매우 치명적이다.

너무나 당연한 이야기겠지만, 증상에만 치우친 의학 이론은 질병의 원인을 제대로 설명하지 못한다. 정확히 말하자면 그들이 여러분을 아프게 만들었는지도 모른다. 앞으로 일어날지 모르는 위험으로부터 여러분을 보호해줄 의사나 기업 혹은 단체가 여러분에게 권하는 조언들이 동시에 어떤 제품, 이를테면 자외선 차단제 같은 것들을 판매할 목적을 숨기고 있을지도 모른다는 사실을 잘 알아야 한다. 자외선 차단제가 암을 예방할 수 있다는 생각은 근거 없는 믿음일 뿐이다. 자외선 차단제를 구입하기 위해 돈을 지불하는 순간, 여러분은 자신의 건강도 함께 지불하고 있다는 사실을 명심해야 한다. 그 결과의 참혹함은 상상 이상이다.

제8장

수분 섭취에 대해 꼭 알아야 할 것들!

히포크라테스는 인체의 체질에 대한 기록을 제일 먼저 남긴 사람이다. 그는 부상을 제외한 모든 질병이 처음에는 모두 자연스러운 것이며 최후의 단계에 가서야 위태로운 증세를 보인다고 가르쳤다. 자연의 모든 질병은 근본적으로 목적이 있으며 시간이 지날수록 걷잡을 수 없는 손상을 준다.

또한 고대의 위대한 의사는 자연의 질병에 유일한 원인 따위는 없다고 가르쳤다. 히포크라테스는 인과관계가 하나의 독립적인 요인에 의한 것이 아니라 상호 의존적인 요인들을 갖고 있다고 가르쳤다. 따라서 질병의 원인을 중시하는 병인학(病因學)의 시각에서는 체질적 소인과 정신적 기질, 질병의 특성, 환경적 요인 등을 모두 아우른다.

질병은 인간의 정신과 신체 및 영혼이 불균형을 이룬 상태를 의미한다. 따라서 질병을 이해하기 위해서는 물질적 원인을 고려하기에 앞서 인간을 이해하는 것이 중요하다.

고대 인도의 전통 의학인 아유르베다에 의하면, 인간은 정신적·신체적·영적인 세 가지 요체가 복합적으로 어우러져 만들어진 존재다. 아유르베다 의학에서는 인간 개개인의 특성이 '도샤(Dosha)'라고 알려진 세 가지 기본적인 원리의 고유한 결합을 통해 만들어지는 것으로 믿는다. 이들 원리는 인체에서만 발견되는 것이 아니고 자연 세계의 모든 영역에서 발견된다. 자연의 근본 원리인 도샤는 바타(Vata, 공허와 공기), 피타(Pitta, 불과 물), 카파(Kapha, 물과 흙)로 나뉜다.

모든 인간이 세 가지 도샤를 약간씩 갖고 있지만, 우리 대부분은 하나의 도샤가 매우 많거나 두 가지 도샤의 조합이 지배적으로 작용한다.

인간의 몸은 75%의 수분과 25%의 고체로 구성되어 있다. 우리는 영양분을 공급하고 노폐물을 제거하며 몸의 모든 기능을 조절하기 위해 수분을 필요로 한다. 그러나 현대 사회에서는 모든 영양소들 중에 가장 중요한 '영양소'인 수분 섭취를 더 이상 중요하게 여기지 않는다. 대부분의 사람들이 물 대신 차, 커피, 알코올, 기타 가공 음료 등을 마신다. 많은 사람들이 갈증이 순수하고 깨끗한 물을 필요로 한다는 신호임을 깨닫지 못하고 있다. 사람들은 수분에 대한 몸의 요구를 충족시킬 수 있다는 믿음으로 물 대신 다른 음료를 마시는 경향이 있다. 하지만 그것은 잘못된 믿음이다.

차, 커피, 와인, 맥주, 청량음료, 주스 등에도 물이 포함된 것은 사실이지만 이런 음료에는 강한 탈수제로 작용하는 카페인, 알코올, 설탕, 인공감미료 혹은 다른 화학 첨가물도 함께 들어 있다. 이런 음료를 많이 마실수록 이런 성분들이 물과 정확히 반대의 효과를 내기 때문에 탈수 현상이 심화된다. 예를 들어 카페인이 들어 있는 음료는 강한 이뇨 효과를 갖는 스트레스 반응을 유발한다. 설탕이 포함된 음료는 혈당 수치를 급격히 올려 세포액에서 많은 양의 수분을 고갈시킨다. 그런 음료를 자주 마시면 만성 탈수증을 야기하는데, 이것은 모든 독성 중독의 일반적인 현상이다.

몸의 수분 요구를 먼저 충족시키지 않은 채 합성 의약품으로(심지어 자연 의약품으로) 질병(독성 중독)을 치유하는 것을 정당화할 만큼 현실성이 있거나 합리적인 이유는 없다. 약이나 다른 형태의 의학적 개입은 탈수 효과 때문에 인간의 생리 기능에 위험할 수 있다. 오늘날 대부분의 환자들은 몸의 특정 부위에서 탈수 현상이 조금씩 늘어가는 '갈증병'으로 고통을 겪고 있다. 우리 몸은 불충분한 수분 공급으로 인해 이런 부위에서 독성을 제거할 수 없기 때문에 결과적으로 그런 독성 물질의 파괴적인 효과에 직면해 있다. 몸에서 일어나는 수분 대사의 가장 기본적인 측면을 잘못 이해했을 때, 실제로는 수분이 필요하다는 몸의 다급한 요청을 질병으로 오해하도록 만든다.

피부의 멜라닌 세포는 햇빛에 노출되었을 때 멜라닌을 분비한다. 멜라닌은 피부색을 검게 만드는 색소로, 우리가 흔히 피부를 햇빛에 그을린다고 말할 때 생긴다. 어떤 사람들은 체질에 따라 열에 매우 민감하고, 햇빛 화상으로부터 피부를 보호할 만큼 멜라닌 생산이 충분하지 않을 때 몸이 빠른 반응을 보인다.

따라서 이런 체질을 가진 사람은 자외선 차단제를 사용해선 안 된다. UVB 자외선을 차단하면 피부에 재앙을 불러올 수 있다. UVB 자외선과 UVA 자외선을 동시에 차단하면 적절한 비타민 D 생산을 방해하고 몸의 가장 기본적인 기능을 잘못되게 만든다.

그런 사람들에게 나타나는 자외선 차단제의 역효과는 진통제를 사용했을 때 근육이 결리는 것과 유사하다. 진통제는 통증을 효과적으로 감소시키지만, 근본적으로 근육 땅김 상태에 대한 치료 효과는 전혀 없다. 진통제는 복용한 사람에게 문제가 해결되었다는 잘못된 느낌을 줄 뿐이다. 따라서 진통제를 복용한 사람은 치유를 위해 근육에 충분한 휴식을 주어야 할 때 육체적인 일을 하게 된다. 중요한 것은 진통제의 효과에 가려 제대로 손상을 인지하지 못하는 상태가 지속된다는 점이다.

이런 체질을 가진 사람은 해로운 화학물질이나 독성에 가장 빠르게 반응하여 다양한 화학물질과민증과 알레르기를 일으킨다는 사실 역시 명심해야 한다.

이런 체질을 가진 사람도 오전 10시에서 오후 3시 사이를 피해 하루에 단 몇 분이라도 직사광선을 쬐는 습관을 들이면, 오래지 않아 피부가 붉어지는 현상 없이 하루에 최대 20분까지 햇빛을 쬘 수 있게 된다. 이렇게 점진적으로 햇빛 노출 시간을 늘리면 그에 따른 보상은 더할 수 없이 좋다. 피부 상태가 개선되고 멜라닌 생산이 증가할 것이다. 자외선 차단제나 선글라스처럼 햇빛을 조작하거나 가리는 도구나 제품을 사용하지 않고 이처럼 햇빛에 노출되는 것은 충분한 양의 건강한 자외선을 얻을 수 있게 한다. 알코올 혹은 커피, 차, 청량음료와 같이 이뇨 작용을 하는 음료를 마신 상태에서 햇빛에 노출되면 피부를 손상시킬 가능성이 엄청나게 증가한다.

제9장

햇빛이 없으면 건강도 없다!

햇빛을 쬐어야 하는 양은 체질이나 인종에 따라 조금씩 다를 수 있다. 그러나 영양이 풍부한 음식물 및 균형 잡힌 생활 방식과 마찬가지로, 햇빛을 쬐는 것은 모든 종류의 질병으로부터 우리를 지켜주는 최고의 보호막을 제공한다. 전 세계적으로 진행된 태양에 대한 연구는 자외선에 노출되는 것이 가장 포괄적이고 효과적인 치유 수단이라는 사실을 보여준다.

햇빛이 우리에게 제공하는 것으로 증명된 수많은 혜택에도 불구하고, 대부분의 아픈 사람들이 여전히 별 도움도 되지 못하면서 독성이 가득하고 값비싼 의료용 약물에 의존한다는 것은 놀라운 일이 아닐 수 없다.

현대 의학은 상당 부분 이기적인 목적으로 사용되고 사람들의 질병으로부터 이익을 취하려 하기 때문에 매우 위험하다. 의료 종사자들과 의사들이 부당하게 환자들을 이용하여 수수료를 챙기는 행위에 관여한다는 것은 이미 널리 알려진 사실이다. 시장에서는 완전히 불필요하고 아무런 가치도 없는 수많은 의약품이 판매되고 있다. 의사들은 수수료를 취하기 위해 값비싼 약들을 처방한다. 신부전의 60%가 의약품 사용으로 발병한다는 것은 잘 알려진 사실이다. 많은 진통제가 암을 유발한다. 많은 약들이 단기적 혹은 장기적 부작용을 일으키고 어떤 경우에는 이런 부작용이 평생 지속되기도 한다. 단순한 바이러스성 발열이나 흔한 감기조차 이를 효과적으로 다스리는 특별한 약은 전혀 없다. 질병의 원인과 관련이 없는 독한 약물을 오용하는 것은 타고난 면역력을 약화시키고 환자의 체력을 떨어뜨려 상태를 악화시킬 뿐이다. 코르티손(부신피질호르몬제—옮긴이) 등의 약물은 천식 환자의 면역력을 감소시키는 것으로 알려져 있다. 또한 대증요법으로 황달을 치료할 수 있는 약도 없다.

현대 의학의 분명한 위험 요소에도 불구하고, 현대 의학과 관련된 기업과 종사자들이 시장에서 지금처럼 엄청난 성공을 거두고 있다는 사실은 사람들이 거의 완벽할 정도로 신뢰를 보내고 있는 다른 사람들, 즉 의사들로부터 완전히 속고 있음을 증명하는 것이다.

이제는 자연의 원리에 어긋나는 방법으로 질병을 치유하려는 대부분의 치료법이 얼마나 해로운지를 알아야 할 때가 되었다. 우리를 둘러싼 자연의 건강하고 온화하며 생명을 살리는 치유법을 기억하고 거기서 혜택을 얻는 것이 훨씬 유익한 방법이다. 자연의 혜택은 우리가 원하기만 하면 언제든 얻을 수 있는 것들이다. 풍부한 햇빛도 그중 하나다. 그것들을 적절히 사용하는 것이야말로 건강을 지키는 길이다!

아래에 열거한 것들은 태양으로부터 오는 자외선이 여러분에게 줄 수 있는 혜택의 몇 가지 예들이다.

- 심전도 수치를 개선시킨다.
- 혈압을 떨어뜨리고 심박수를 안정시킨다.
- 심박출량을 개선시킨다.
- 필요할 경우 콜레스테롤 수치를 떨어뜨린다.
- 간 속 글리코겐 저장량을 증가시킨다.
- 혈당량을 조절한다.
- 에너지, 지구력, 근력을 증가시킨다.
- 림프구와 식균지수(혈액 속 백혈구 하나당 잡아먹는 세균의 수—옮긴이)를 증가시켜 감염에 대한 내성을 개선한다.
- 혈액의 산소 운반 용량을 증대시킨다.
- 성호르몬 수치를 증가시킨다.
- 감염에 대한 피부의 내성을 개선한다.
- 스트레스에 대한 저항력을 늘리고 우울증을 감소시킨다.

햇빛은 12피트(약 3.65m) 깊이까지 바닷물을 정화시킬 뿐만 아니라, 피부의 해로운 미생물을 제거한다.

자외선 살균(UVGI)은 자외선(UV)으로 미생물을 살균하는 방법인데, 산업에서 식품, 물, 공기 및 기구 등을 살균할 때 이용된다. 자외선 살균을 할 때는 미생물 수준의 생명체에게는 해로운 짧은 파장의 자외선을 사용한다. 파장이 짧은 자외선은 미생물의 핵산을 효과적으로 파괴하기 때문에 미생물의 DNA가 붕괴된다. 그러면 미생물이 복제 능력을 상실하여 죽게 되는 것이다. 하지만 이 같은 효과를 낼 수 있는 파장의 자외선은 대기 중에서 차단되므로 지구 상에 거의 존재하지 않는다. 공기 순환 장치나 급수 설비와 같이 특별한 환경에서 자외선 살균 장치를 사용하는 것은 병원균이나 바이러스 혹은 곰팡이 등에 치명적인 영향을 미친다. 정화 시스템과 함께 자외선 살균 장치를 사용하면 해로운 미생물을 제거할 수 있다.

염소 처리에 내성을 가진 미생물은 있지만 자외선에 내성을 가진 미생물은 없다. 자외선은 세균, 바이러스, 조류(독립영양생활을 하는 식물—옮긴이), 곰팡이 및 효모 등에 매우 효과적인 살균 능력을 발휘한다. 실제로 세균과 바이러스는 대부분의 주요 수인성 질병의 원인이다. 장(腸) 내 바이러스 중 간염 바이러스와 수인성 폐렴의 원인인 레지오넬라균(Legionella pneumophila) 등은 물속에 염소가 있는 상태에서는 상당히 긴 시간 동안 생존하지만 자외선 처리를 하면 즉시 제거되는 것으로 알려져 있다. 자외선이 세균이나 바이러스와 같은 미생물학적 오염물질을 제거하는 효율은 일반적으로 99.99%를 초과한다.

자외선의 파장이 길수록 피부로 침투하는 깊이가 깊어진다. 자외선의 파장이 290nm(1nm는 10억분의 1m)일 경우 약 50%의 자외선이 피부의 표피층을 뚫고 들어가는 데 비해, 자외선의 파장이 400nm일 경우에는 자외선의 50%가 피부의 더 깊은 층까지 침투한다. 심지어 뇌까지 침투하기도 한다.

인간의 몸이 자외선을 잘 흡수하도록 만들어진 것은 여러 가지 이유가 있기 때문이다. 그렇지 않았다면 우리의 눈과 피부는 선천적으로 완벽한 자외선 차단이 가능하도록 만들어졌을 것이다. 가장 중요한 이유 중 하나는 자외선이 정상적인 세포 분화에 필요하다는 점이다. 헬렌 쇼(Helen Shaw) 박사의 연구에서 확인되었듯이, 자외선이 부족하면 세포의 정상적인 성장을 방해하여 암을 유발할 수 있다.

선글라스 혹은 자외선을 반사시키는 안경이나 콘택트렌즈는 황반변성과 같은 특정 퇴행성 안질환(눈병)에 일정 부분 원인을 제공한다.

선글라스를 사용하는 대부분의 사람들은 지속적으로 시력 저하를 호소한다. 이 문제에 대한 해결책은 아주 간단하다. 선글라스 착용을 중단하거나 선글라스 색의 농도를 낮추는 것이다. 그렇게 하면 여러분의 눈이 점점 햇빛에 익숙해진다는 사실을 발견할 것이다.

시력을 개선하고 햇빛에 대한 민감도를 떨어뜨리는 다른 방법도 있다. 여기에는 기본적으로 눈 운동, 알칼리성의 좋은 영양소 섭취, 그리고 텔레비전의 장시간 시청으로 눈의 피로를 증가시키지 않는 방법 등이 포함된다.

우리의 전형적인 실내 생활은 산성 식품과 산성 음료로 인한 지나친 자극, 텔레비전 시청에 의한 콜레스테롤 증가 및 탈수 효과, 그리고 눈을 포함한 몸의 모든 세포를 손상시키기에 충분한 온갖 스트레스 요인 등과 어우러져 시력을 떨어뜨린다.

태양은 우리 눈의 건강을 위해 매우 중요하다. 햇빛은 우리가 필요로 하는 비타민 D를 만들 수 있게 해준다. 햇빛이 부족하면 눈이 창백하고 생기를 잃는다. 햇빛에 극도로 민감한 것을 우리는 광선공포증(photophobia)이라고 부른다. 빛에 민감한 사람들은 대부분 선글라스를 착용하는 것으로 문제를 해결하려 한다. 하지만 선글라스는 미봉책일 뿐이다.

선글라스를 착용하면 충분한 양의 햇빛을 받아들일 수 없고 빛에 대한 민감도가 더 증가하는 원인이 되기도 한다. 우리 눈은 선글라스를 오래 착용할수록 빛에 더 민감해진다. 따라서 악순환이 반복된다!

우리는 직접 햇빛을 봄으로써 빛에 대한 민감도를 감소시킬 수 있고 시력을 보호할 수 있다. 많은 사람들이 눈으로 햇빛을 직접 보는 간단한 눈 운동으로 시력이 개선되었다는 보고를 했다. 해를 직접 보기에 가장 이상적인 시간은 아침이나 저녁이고, 절대로 뜨거운 한낮의 해를 직접 보아서는 안 된다. 아침저녁으로 적당한 시간을 정하여 해를 보는 것이 좋다. 햇빛 화상을 입을 정도로 바라볼 필요는 없다. 눈으로 직접 해를 보는 방법은 간단하다. 눈을 감은 다음 해가 있는 방향으로 얼굴을 향한다. 그리고 머리를 천천히 왼쪽에서 오른쪽으로 돌려 햇빛이 망막의 모든 부분에 닿게 한다.

오늘날에는 어린이나 일부 애완견조차 선글라스를 착용한다. 이렇게 꼭 필요한 자외선을 차단할 경우 우리 눈은 적절히 자가치유를 하거나 지친 시세포를 교체하지 못하게 된다.

산업화된 국가에서 실명이나 안질환이 증가하는 것은 상당 부분 태양이 위험하다고 생각하는 오해에서 비롯된 것이다. 오늘날 햇빛이 풍부한 지역에서는 거의 대부분의 사람들이 선글라스를 착용한다는 사실을 상기하기 바란다. 이것이 해당 지역에서의 백내장 증가에 크게 기여하고 있다. 물론 여기에는 영양 결핍, 흡연, 오염 그리고 잘못된 식습관도 한몫을 한다. 질병은 한 가지 원인에 의해 생기는 것이 아니다. 질병은 그것을 일으키는 환경 요소들뿐만 아니라 식습관 및 생활 습관들이 축적된 결과로 생기는 것이다. 눈의 건강을 지키기 위해서는 충분한 양의 햇빛이 직간접적으로 눈에 닿을 수 있도록 해야 하고, 가장 이상적인 것은 하루에 한 시간 이상 눈에 햇빛을 쬐는 것이다.

많은 사람들이 해가 강렬하지 않은 시간대에 해를 보고 싶어 하는 것은 햇빛의 치유력에 자신을 노출시키려는 몸의 자연스러운 본능 때문이다. 몸은 우리가 생각하는 것보다 훨씬 더 똑똑하다. 우리는 정신이 육체를 지배하는 것으로 믿고 있지만, 우리의 몸 역시 정신에 영향을 미친다는 점을 잊어서는 안 된다. 정신과 육체는 마치 하나인 것처럼 동기화되어 있으며 서로 아무 관련이 없는 독립된 개체로 바라볼 수 없는 존재들이다. 우리는 우리 안에 있는 육체의 지능을 존중해야 한다. 자외선으로부터 우리를 '보호'한다는 자외선 차단제의 주장에 현혹당하지 않는다면, 우리 몸은 어느 정도의 햇빛이 균형 잡힌 성장에 유익한지를 스스로 알 수 있을 것이다. 그리고 만약 다른 사정으로 햇빛 화상을 입을지라도 인간의 몸은 그것을 완벽하게 다룰 능력을 갖고 있다. 하지만 이런 자기방어 프로세스를 화학물질로 방해하면 심각한 결과를 초래할 수 있다.

자외선 차단제나 화장품 등에 들어 있는 화학물질에 정기적으로 노출되면 우리의 피부와 눈이 햇빛에 지나치게 민감해지고, 심지어 몇 분만 햇빛에 노출되어도 피부에 심한 화상을 입을 수 있다.

덧붙여 간 속의 담석은 약물이나 알코올 혹은 다른 해로운 물질들을 간에서 충분히 해독하지 못하도록 방해한다. 간을 손상시킬 수 있는 약이나 화학물질은 1000가지가 넘는다. 약물 유발성 간질환이라는 용어는 약물이나 화학물질로 인해 간이 손상된 경우를 말한다. 약물 유발성 간질환은 성인 전체 간염의 10%, 50세 이상 성인 간염의 40%를 유발하는 원인이고, 전격성 간염(간질환 병력이 없는 건강한 사람에게서 간 기능 손상으로 인한 최초 증상 발생 후 8주 이내에 급격히 간성뇌증으로 진행하는 질환—옮긴이)의 25%는 약물 유발성 간질환에 의한 것이다.

의약품의 안전성을 평가하기 위해서는 임상 시험 과정을 거쳐야 한다. 임상 시험은 신중하게 선택된 시험 집단을 대상으로 진행되는데, 의약품의 임상 시험 대상이 되려면 여러 가지 엄격한 기준을 통과해야 한다. 하지만 FDA가 특정 의약품을 승인한 후에는 훨씬 더 다양하고 많은 사람들이 그 의약품을 사용하게 된다. 이처럼 실제로 해당 의약품을 사용할 사람들이 매우 다양하기 때문에 임상 시험에선 나타나지 않았던 의학적 문제들이 추가로 나타날 수 있다. 바로 이런 이유로 처음에는 안전하다고 여겼던 몇몇 의약품들이 심각한 간질환의 원인이라는 사실이 뒤늦게 밝혀지기도 한다. 실제로 약물 유발성 간질환은 FDA의 승인을 받은 의약품이 시장에서 퇴출되도록 만드는 가장 일반적인 원인이다. 그런 의약품 가운데 대표적인 두 가지가 브롬페낙(bromfenac, 상품명 듀랙트)이라는 진통제와 트로글리타존(troglitazone, 상품명 레줄린)이라는 당뇨약이다.

모든 약물은 간에서 처리되기 때문에, 간질환이 있는 사람은 어떤 의약품이 간 손상의 원인이 되는지, 어떤 의약품이 이미 있던 간질환을 악화시킬 수 있는지, 그리고 어떤 의약품이 복용해도 안전한지를 잘 알고 있어야 한다. 잠재적으로 몸에 해로울 수 있는 모든 독성 물질을 해독하는 것이 간의 임무다. 이미 손상되었거나 약해진 간이 이 임무를 수행하기 위해서는 건강한 간보다 더 힘들게 일해야 한다. 간질환이 있는 사람이 잠재적으로 간세포에 유독한 약물을 복용하면 간에 추가적인 부담을 안기는 것이고, 이것이 간을 더 손상시키거나 간부전을 일으킬 수 있다. 심지어 건강한 간을 가진 사람도 독성이 있는 의약품이나 약을 복용한 결과로 간질환이 발병할 수 있다.

특정 약물은 여러 가지 이유로 간 손상을 일으킬 수 있다. 첫째, 어떤 약은 본질적으로 간에 독성으로 작용한다. 이런 약을 권장량 이상으로 복용하면 간 손상의 원인이 된다. 이런 형태의 간 독성은 소위 '투여량 의존적' 간 독성이다.

이런 약은 권장량을 초과하여 복용할수록 간 손상을 일으킬 가능성이 커진다. 이런 범주에 속하는 약은 대개 시토크롬 P450이라는 효소에 의해 분해된다. 정상적인 환경에서 시토크롬 P450 효소는 독성 물질을 독성이 없는 물질로 전환시킨다. 하지만 약물 유발성 간질환이 나타나는 상황에선 그 반대의 상황이 벌어진다. 즉 간 손상을 일으키지 않는 약물이 분해되어 간 손상을 일으키는 부산물이 만들어진다. 이러한 부산물들이 축적되면 간 손상의 원인이 된다. 이런 범주에 속하는 약물로는 아세트아미노펜(acetaminophen, 상품명 타이레놀)이 있다. 이 약들을 알코올과 함께 과다하게 복용하면 간 손상을 일으킬 수 있다.

둘째, 적정량을 복용해도 알레르기 반응과 유사한 특이 체질성 반응(비정상적이고 예측 불가한 과민반응—옮긴이)을 일으키는 약이 일부 있다. 이런 반응은 복용한 양과는 관련이 없고, 더 심각한 것은 간 손상의 정도를 예측할 수 없다는 점이다. 이런 종류의 약물 유발성 간질환은 종종 피로, 발열, 발진 등을 동반한다. 이 증상은 보통 약을 복용한 지 몇 주일 뒤에 나타난다. 이런 범주에 속하는 약물로는 경련 진정제로 쓰이는 페니토인(phenytoin, 상품명 다일랜틴)이 있다.

마지막으로, 잠재적인 약물 유발성 간질환에 대한 개인별 민감도는 많은 요인들에 의해 결정된다. 그 요인들 중 일부는 흡연이나 음주처럼 개인이 조절할 수 있는 것이다. 하지만 바꿀 수 없는 요인들도 있다. 나이나 성별이 바로 그런 것들이다. 바꿀 수 있는 것과 영구적인 것을 모두 포함하여 약물 유발성 간질환 민감도에 영향을 미치는 요인들은 다음과 같은 것들이 있다.

- 나이 성인은 폐결핵을 치료하기 위해 사용되는 이소니아자이드(Isoniazide, INH)와 같은 특정 간 독성 약물에 의해 간 손상을 입기 쉽다.
- 성별 여성은 대부분의 약물 유발성 간질환에 대해 남성보다 더 민감하다. 특히 고혈압을 치료하기 위해 사용되는 메틸도파(혈압강하제)와 같이 만성 간염을 일으킬 수 있는 약에 민감하다.
- 유전적 요인 어떤 사람들은 유전적으로 발작을 치료하기 위해 사용되는 페니토인과 같은 간 독성 약물을 안전한 부산물로 분해하는 능력이 떨어진다.
- 복용량 약물 복용량이 증가할수록 간 독성 위험이 크게 증가한다. 이런 특성이 나타날 수 있는 약으로 아세트아미노펜(타이레놀)이 있는데, 이 약물은 근본적으로 간에 독성을 나타낼 가능성이 있다.
- 사용 기간 항암화학요법에 사용되는 메토트렉사트(methotrexate)와 같은 일부 약물은 사용 기간이 늘어날수록 간이 손상을 입거나, 심할 경우 간경변에 이를 가능성이 크게 증가한다.
- 신장 손상 신장 기능이 떨어진 사람들일수록 테트라사이클린(항생제)과 같은 일부 약물에 의해 간 독성이 생길 가능성이 높다.
- 알코올 알코올 섭취는 아세트아미노펜과 같은 일부 약물에 의한 간 독성을 증가시킨다.
- 담배 흡연 역시 아세트아미노펜과 같은 일부 약물에 의한 간 독성을 증가시킨다.
- 약물 상호작용 간 독성을 일으키는 두 가지 약물을 동시에 복용하면

간 독성을 유발하는 약물을 한 가지만 복용할 때에 비해 간 독성이 생길 가능성이 크게 증가한다.

- C형 간염 C형 간염이 있는 경우 비스테로이드 소염진통제(NSAID)인 이부프로펜, 그리고 인간 면역 결핍 바이러스(HIV)를 치료하기 위해 사용되는 특정 약물에 의해 간 독성이 생길 가능성이 증가할 수 있다.
- 인간 면역 결핍 바이러스(HIV) 에이즈의 원인이 되는 HIV는 특정 약물에 의해 간 독성이 생길 가능성을 증가시킨다.
- 류머티즘 관절염과 전신 홍반 루푸스 이러한 자가면역 질환을 가진 사람들은 그렇지 않은 사람들에 비해 아스피린에 의한 간 독성 효과가 더 큰 경향이 있다.
- 비만 비만은 할로세인(마취약의 일종)에 의한 간 손상 민감도를 증가시킨다.
- 영양 상태 단식 또는 고단백 식단 모두 아세트아미노펜에 의한 간 손상 민감도를 증가시킬 수 있다.

간에서 해독하지 못한 혈중 독성 물질은 어떤 것이든 결국 신장과 피부로 간다.

신장과 간의 기본적인 배출 시스템이 제대로 작동하지 못하면, 불필요한 물질을 배출하는 차선책인 피부에 자동적으로 독성 물질이 쌓이게 된다.

이처럼 몸의 내부에서 나온 강산성의 독소가 과도하게 쌓이면, 피부는 햇빛을 비롯한 자연의 요소들에 취약해진다. 피부암과 백내장은 간이 막혀 있을 때만 나타나는 증상이다.

질병의 증상을 억누르기보다는 신체적인 문제의 원인을 다스리는 것이 훨씬 손쉬운 방법이다. 여러분이 약물 유발성 간질환을 일으킬 만한 약을 복용하고 있으며, 질병의 증상보다 질병의 원인을 치료하기를 원한다면, 어느 정도로 약물 복용을 점진적으로 중단할 수 있는지 담당 의사와 상의한 뒤 간과 같은 기관을 해독할 것을 권한다. 그와 동시에 처음에는 1분 혹은 2분 정도라도 온몸에 햇빛을 쬐고 그 시간을 점차 늘려가야 한다. 그런다고 해서 여러분의 피부가 화상을 입지는 않는다는 사실을 명심해야 한다. 평소에 선글라스를 쓴다면 여러분의 눈이 가능한 한 많은 시간 동안 자연광에 노출될 수 있도록 하는 것이 좋다. 눈이나 길에서 빛이 반사되어 눈이 부실 때만 선글라스를 착용하려고 노력하기 바란다. 그러다 보면 선글라스로부터 해방될 것이다. 햇빛을 쬐기 전과 후에는 피부가 수분을 잃는 것을 방지하기 위해 깨끗한 물을 마시는 것이 좋다.

제10장

다발성 경화증, 심장 질환, 관절염, 당뇨를 예방하는 햇빛

저명한 암 학회지 《캔서(*Cancer*)》에 발표된 논문(2002. 3)에 의하면, 자외선에 대한 노출이 충분하지 않을 때 서유럽과 북미 대륙에서 중요한 암 발병 위험 요인이 될 수 있다고 한다.

북미 대륙에서 암에 의한 사망률을 조사한 이 연구는 햇빛에 대한 기존의 공식적인 조언과 정확히 반대되는 것이다. 연구 결과는 미국 동북부와 남서부의 식습관이 거의 유사함에도 불구하고, 미국 동북부의 뉴잉글랜드에서 생식기관 및 소화기관에 발생한 암에 의한 사망률이 미국 남서부 지역의 그것에 비해 두 배가량 높다는 사실을 보여준다. 506개 지역을 조사한 결과, 암에 의한 사망률과 UVB 자외선지수 사이에는 뚜렷한 역상관관계가 발견되었다.

햇빛의 보호 효과로 과학자들이 가장 자주 언급하는 것이 UVB 자외선에 노출되었을 때 몸에서 비타민 D가 합성되는 메커니즘이다. 연구 논문의 저자인 윌리엄 그랜트(William Grant) 박사에 의하면, 미국 북부 지역의 겨울은 몸에서 비타민 D의 합성이 중단될 정도로 일조량이 매우 부족하다. 이 연구는 주로 백인에게 초점을 맞추었지만, 암 발병률이 훨씬 더 높은 흑인이나 유색 인종에게서도 동일한 지리적 특성이 발견되었다. 이미 앞에서도 설명했듯이, 피부색이 검은 사람은 비타민 D를 합성하기 위해 더 많은 햇빛을 필요로 한다. 연구는 최소한 13개의 악성 종양이 햇빛 부족에 의한 영향을 받았고, 생식기관과 소화기관에 생기는 암이 특히 더 많은 영향을 받는다는 것을 보여준다. 가장 강한 역상관관계가 나타나는 암은 유방암, 대장암, 난소암이었다. 그리고 방광암, 자궁암, 식도암, 직장암, 위암이 그 뒤를 이었다.

비타민 D는 무엇인가?

칼시페롤(Calciferol)이라고도 부르는 비타민 D는 지용성 비타민이다. 비타민 D는 식품을 통해 섭취할 수도 있지만, 햇빛에서 나오는 자외선에 노출된 다음 몸에서 합성되는 것이 대부분이다.

비타민 D는 다양한 형태로 존재한다. 햇빛을 쬐어 몸에서 합성되거나 음식 혹은 보충제를 통해 섭취하는 비타민 D는 생물학적으로 비활성 상태이고, 이것이 몸에서 활성 상태가 되려면 반드시 두 개의 수산화 반응을 거쳐야 한다. 칼시트리올(calcitriol)은 몸에서 발견되는 비타민 D의 활성형이다.

비타민 D의 가장 중요한 생물학적 기능은 혈중 칼슘과 인의 농도를 정상 수준으로 유지하는 것이다. 비타민 D는 칼슘의 흡수를 돕고 다른 비타민, 미네랄 그리고 호르몬과 함께 골 무기화(無機化, 무기질이 뼈에 침착하는 것—옮긴이)를 촉진한다.

비타민 D는 햇빛을 쬠으로써 만들어질 수도 있고 음식을 통해 섭취할 수도 있다. 햇빛은 비타민 D를 합성하는 데 있어 가장 중요한 요소다. 햇빛에서 나오는 자외선은 피부에서 비타민 D 합성을 유도한다. 강화식품은 가장 중요한 비타민 D 식품 공급원이다.

대부분의 사람들은 건강한 뼈를 유지하는 데 비타민 D의 중요성을 잘 알고 있다. 그러나 사람들이 잘 깨닫지 못하는 것은 비타민 D의 역할이 뼈의 질병을 예방하고 튼튼하게 유지하는 것으로만 국한되지 않는다는 사실이다. 비타민 D는 여러 질병들을 예방할 수 있다. 이를테면 류머티즘 관절염과 같은 자가면역 질환, 다발성 경화증, 진성 당뇨병, 암, 심장 질환 등을 예방할 수 있는 것이 비타민 D다.

비타민 D와 다발성 경화증

다발성 경화증이라 불리는 신경계 질환에는 효과적인 치료법이 많지 않다. 이 병을 가진 환자들은 점진적으로 상태가 악화되어 결국 휠체어 신세를 지고 아주 간단한 일조차 스스로 할 수 없게 되는 경우도 종종 발생한다. 그러나 새로운 연구에서는 단지 문밖으로 나가서 무료라고도 말할 수 있는 비타민 D를 합성하는 것이 이 병의 가장 효과적인 치료법이라는 사실을 보여주고 있다.

다발성 경화증은 기적이 일어나는 것 외에는 치료법이 별로 없는 매우 고통스러운 질병이다. 이 병은 종종 젊은이에게 발병하여 인생의 전성기를 누려야 할 사람들이 스스로를 돌보는 일조차 불가능하게 만들기도 한다. 다발성 경화증은 척수 바깥쪽에 있는 지방 절연층인 미엘린(myelin)이 '경화(硬化)'되어 있는 것을 말한다. 이것은 뇌와 몸의 나머지 부분 간에 전기적 신호를 주고받는 것을 느리게 만들거나 심지어 중단시키기도 한다. 시간이 흐를수록 근력이 떨어지고 움직임이 줄어들다가 결국에는 몸을 움직일 수 없게 된다.

다발성 경화증에 대한 치료법들이 효과를 보이는 경우는 거의 없지만, 제약회사와 연구원들은 (설령 그것이 질병을 치유하지는 못해도) 최소한 환자에게 나타나는 증상이라도 완화시킬 수 있는 치료법을 개발하려는 시도를 멈추지 않고 있다. 하지만 대개가 그렇듯, 가능성이 높은 것처럼 보였던 약물 치료가 결국은 오히려 뇌 손상이나 암을 유발하는 등의 심각한 결과를 초래하기도 한다!

인터페론은 지난 10여 년간 다발성 경화증, 즉 신경계 질환을 치료하기 위해 사용되었고, 일부 국가의 공공 의료 기관에서 무료로 공급되기도 하는 약이다. 하지만 이 약의 장기 효과가 검증된 바는 없으며, 부작용과 비용을 상쇄시킬 만한 효과가 있는지도 분명하지 않다.

재발-완화형 다발성 경화증과 인터페론 사용에 대해 지금까지 수행된 시험 분석에서, 인터페론은 처음 1년 동안 '보통'의 치료 효과를 보였다. 하지만 두 번째 해에도 치료 효과가 나타나는지를 판단하기는 어려운데, 환자가 중도에 포기하는 비율이 높고 추적 조사가 잘 이루어지지 않으며 보고서마다 판단하는 기준이 다르기 때문이다.

인터페론을 사용하는 환자는 플라세보 약을 사용하는 환자보다 더 많은 부작용을 호소한다. 감기 같은 증상이 일반적인 부작용이고 백혈구감소증, 림프구감소증, 혈소판감소증이 나타나기도 하며, 혈중 간 효소 수치가 정상 범위를 초과하기도 한다.

과학자들은 치료를 시작한 첫해에는 인터페론이 어느 정도 효과를 보이지만, 그 이후의 효과에 대해서는 알 수 없다고 결론지었다. 그럼에도 불구하고 환자들은 매우 오랜 기간 동안 인터페론 처방을 받는다. 과학자들은 이 약의 효과에 대해 재평가할 필요가 있다고 말한다.

하지만 다발성 경화증 환자들이 더 이상 그런 선택을 할 필요가 없을지도 모른다. 새로운 연구에서는 매우 많은 양의 비타민 D, 즉 하루 평균 1만 4000IU 정도의 비타민 D를 복용할 경우 이 병의 잦은 재발을 예방할 수 있다는 사실을 보여주었다. 연구에서 이 정도로 많은 양의 비타민 D를 복용한 환자들은 아무런 부작용 없이 몸의 기능을 유지했다. 연구원들은 이 치료법의 안전성이 검증될 때까지 하루에 4000IU 이상의 비타민 D를 복용하지 말 것을 권고했는데, 이것은 조금 이해할 수 없는 권고로 보인다.

그 이유는 다음의 두 가지를 근거로 한다. 첫째, 해당 연구에서 4000IU보다 적은 양의 비타민 D를 복용한 환자들은 별다른 치료 효과를 얻지 못했기 때문이다. 둘째, 이어진 연구에서 많은 양의 비타민 D를 복용하는 것이 안전하다는 결론을 이미 내렸기 때문이다. 실제로 이 연구를 수행한 토론토 대학교는 그전에 이미 다른 연구를 통해 "하루에 1만 IU의 비타민 D를 복용해도 부작용이 나타난다는 근거가 없다"라고 언급했다.

만약 여러분이 알약으로 된 많은 양의 비타민 D를 복용하는 것에 거부감을 느낀다면, 여러분의 피부를 햇빛에 노출시키는 것만으로 별다른 비용을 들이지 않고 엄청난 양의 비타민 D를 얻을 수 있다. 피부색이 흰 편이라면 피부가 약간 분홍색을 띨 정도의 시간 동안 햇빛에 온몸을 노출시키는 것만으로도 여러분은 2만 IU의 비타민 D를 얻을 수 있다. 재미있는 점은 피부에서 그렇게 많은 양의 비타민 D가 한꺼번에 만들어져도, 비타민 D를 너무 많이 만들어서 부작용이 나타났다는 보고는 한 번도 없었다는 사실이다.

아마도 이것이 다발성 경화증의 재발을 방지하는 비타민 D의 효과를 보여준 첫 번째 연구 결과이겠지만, 이 질병의 치료를 위해 비타민 D를 사용한 선례는 이미 있었다. 여러 연구에서 더 많은 양의 비타민 D가 있을수록 가장 먼저 다발성 경화증이 예방된다는 사실을 보여주었다. 다른 연구에서는 비타민 D를 앞의 연구에서보다 절반 정도 복용하는 것만으로도 척수에서 경화된 영역의 수가 감소한다는 사실을 보여주었다! 실제로 스코틀랜드의 높은 다발성 경화증 발병률에 대해 대규모 연구를 수행한 올리버 길리(Oliver Gilley) 같은 비타민 D 연구자들은 예방 가능한 질병의 유행을 막기 위해 더 많은 양의 비타민 D가 필요하다는 것을 여러 해 동안 강력히 주장했다.

제약회사 연구원들이 최신 의약품과 획기적인 치료 의약품을 만들기 위한 연구를 계속하고 있으며, 영국 총리에게는 줄기세포 연구에 수백만 파운드를 지원하라는 요구가 들어가고, 캐나다의 다발성 경화증협회는 "다음 세대 연구원들을 훈련시키는 과정을 통해 다발성 경화증 연구를 수행"하기 위한 훈련센터를 만들었다. 여러분이 햇빛을 통해 비타민 D를 얻는 것의 위험과 이익을 저울질해볼 수는 있겠지만, 햇빛을 이용한 이 치료법은 전혀 돈이 들지 않고 건강보험도 필요하지 않은 가장 안전하고 효과적인 다발성 경화증 치료법이다.

한 연구 결과에 의하면, 복합 비타민 형태의 비타민 D 보충제를 먹는 여성은 아무런 보충제도 먹지 않는 여성에 비해 40% 낮은 다발성 경화증 발병 위험을 갖고 있다. 18만 7563명의 여성을 대상으로 진행된 이 연구는, 몸에서 비타민 D를 만들어내는 데 필요한 햇빛이 부족한 것이 다발성 경화증의 발병 원인이 아닐까 하는 의문을 제기한 첫 번째 연구였다.

연구원들은 여성들을 대상으로 진행한 두 개의 대규모 연구에서 수집된 자료를 조사했다. 한 연구는 20년 이상 진행되고 있는 것이었고, 다른 연구도 10년 이상 진행되고 있는 것이었다. 연구의 초기 단계에서는 연구에 참여한 여성들의 식습관 및 복합 비타민 보충제 복용 정도가 측정되었고 4년마다 조사를 반복했다. 연구에 참여한 18만

7563명의 여성 중에서 연구가 진행되는 동안 다발성 경화증이 발병한 수는 173명이었다.

연구원들은 비타민 D 보충 방법에 따라 여성들을 두 집단으로 나누었다. 순도 높은 비타민 D 보충제(1일 400IU 이상)를 복용하는 집단과 보충제 및 식품을 통해 많은 양의 비타민 D를 섭취하는 집단 모두 다발성 경화증 발병 위험이 적다는 사실이 밝혀졌다. 그러나 음식을 통해서만 비타민 D를 섭취하는 여성들의 경우에는 다발성 경화증 발병 위험이 전혀 감소하지 않았다.

소량의 비타민 D가 뼈를 튼튼하게 하는 것 외에도 수많은 일을 할 수 있다는 것을 보여주는 증거들이 계속해서 나오고 있다. 우리는 이미 비타민 D가 면역 체계에 영향을 미친다는 사실을 알고 있고, 이것이 자가면역 질환에서 비타민 D가 얼마나 유용한지를 설명해줄 수 있다.

대부분의 다발성 경화증 환자들이 정상적인 수명을 갖고 있음에도 불구하고, 자신의 세포를 마치 외부에서 들어온 것처럼 인식하여 면역 체계의 공격을 유도하는 이 질병은 환자의 시력을 떨어뜨리고 근육을 약화시킨다. 다발성 경화증은 서서히 진행될 수도 있고 때로는 증상이 일시적으로 차도를 보인 후에 갑자기 발병할 수도 있다.

우리는 세포의 성장과 활동성을 조절하기 위해 비타민 D를 필요로 한다. 몸에서 이처럼 중요한 영양소가 부족해지면 세포들이 혼란에 빠져 지나치게 활동적으로 변하거나 너무 빠르게 세포 분화를 일으킬 수 있다.

만약 여러분이 일조량이 적은 고위도 지역에서 살고 있다면 다발성 경화증의 발병 위험이 더 높다는 사실은 이미 잘 알려져 있기 때문에, 이러한 현상이 그렇게 놀라운 결과는 아닐 것이다. 반대로 여러분이 생애 첫 10년 동안 일조량이 풍부하여 1년 내내 쉽게 비타민 D를 합성할 수 있는 지역에서 살았다면, 그것이 여러분의 몸에 각인되어 남은 생애를 다발성 경화증 발병 위험이 감소한 상태로 살아갈 수 있을 것이다.

최근에 발표된 탐사 연구에서는, 햇빛에 노출되는 양이 증가할수록 다발성 경화증으로 사망할 위험이 감소하는 것으로 밝혀졌다. 다발성 경화증으로 사망할 위험은 햇빛에 노출되는 정도에 따라 최대 76% 감소했다.

햇빛에 많이 노출되는 어린이와 청소년들은 성인이 된 후에도 다발성 경화증이 발병할 위험이 낮다. 연구원들은 자외선 노출이 부족하거나 비타민 D가 부족한 것이 다발성 경화증 발병 위험을 증가시키는 것이라고 결론지었다. 다른 연구들에서도 자외선이 다발성 경화증을 예방하는 효과를 보인다는 비슷한 결과가 나왔다.

연구원들은 유년기와 이른 청소년기에 햇빛에 노출되는 것은 다발성 경화증 예방에 가장 중요하다는 사실을 발견했다. 덧붙여 자외선이 약하고 비타민 D를 생산하기 어려운 겨울에는 더 많은 햇빛을 쬐어야 한다.

비타민 D와 심장 질환

벨기에의 연구원들은 천연 비타민 D가 특히 위독한 환자들에게서 몸의 염증을 측정하는 인자인 C-반응성 단백(C-reactive protein) 수치를 낮춘다는 것을 처음으로 발견했다.

약 500IU의 적은 비타민 D조차 위독한 환자의 염증을 25% 이상 가라앉혔다. 염증을 측정하는 또 다른 인자(IL-6)의 수치 역시 그보다 더 감소하기도 했다. 연구원들은 위독한 환자들일수록 비타민 D 결핍이 심각하다는 사실도 발견했다.

또 다른 연구에서는 비타민 D 결핍이 염증의 증가와 관련 있다는 사실이 밝혀졌다. 몸에서 염증이 증가하면 관상동맥성 심장 질환과 당뇨를 포함한 만성 염증의 위험을 증가시킨다. 또한 연구원들은 비타민 D에 의해 염증이 완화된다는 사실도 발견했다.

비타민 D 결핍은 고혈압, 심장 질환, 당뇨, 자가면역 질환 등의 염증성 질병과 관련이 있으므로, 이는 매우 중요한 발견이라고 할 수 있다. 연구 논문의 저자들은 "이 발견이 관상동맥성 심장 질환과 당뇨를 포함한 만성 염증성 질환의 조직 손상 메커니즘을 밝히는 데 도움이 될 것"이라고 결론지었다.

심장 질환의 위험을 판단할 때 몸의 염증은 콜레스테롤만큼이나 중요한 요소가 될 수 있다. 콜레스테롤 하나로 판단하는 것과 달리, 콜레스테롤과 염증을 함께 사용하면 심장 질환 가능성을 더 정확히 판단할 수 있다.

그 외 여러 연구에서도 비타민 D 결핍이 위독한 환자들에게서 광범위하게 나타난다는 사실을 보여주고, 이것이 염증에 기초한 여러 질병을 일으킨다는 사실을 밝혀냈다.

예를 들어 연구원들은 울혈성 심부전을 앓고 있는 환자들을 연구하면서 이들이 또 다른 염증 인자인 종양괴사 인자(TNF) 수치가 높다는 사실을 발견했다. 연구원들은 또한 이 환자들이 혈중 칼시디올〔25(OH)D, 비타민 D 흡수체로 비타민 D의 결핍을 판단할 때 사용〕 수치가 극도로 낮으며, 비타민 D의 활성형인 칼시트리올 수치도 낮다는 사실을 발견했다. 칼시트리올 수치는 대개 비타민 D가 극도로 결핍된 환자들에게서만 낮게 나타난다.

연구원들은 비타민 D 결핍이 울혈성 심부전의 발병에 기여할 수도 있다고 결론지었다.

인간의 몸에서 비타민 D가 항염증 작용을 한다는 사실이 오랫동안 의심받아왔다는 점을 유의할 필요가 있다. 예를 들어 비타민 D와 유사한 화합물을 사용한 여러 연구에서는 이 화합물을 류머티즘 관절염을 앓고 있는 환자들에게 투여했을 때 환자의 상태가 눈에 띄게 호전되는 것을 발견했다.

연구에서는 만성 심부전을 앓고 있는 환자들이 혈액 중에 비타민 D 수치가 낮다는 사실을 발견하면서 비타민 D 부족이 울혈성 심부전 발병에 기여할 수도 있다는 사실을 알게 되었다.

울혈성 심부전은 심장이 온몸으로 혈액을 순환시키지 못하고 장기들이 충분한 양의 영양소와 산소를 공급받지 못할 때 나타난다.

이전의 동물 실험에서 비타민 D와 심장 질환의 연관성이 밝혀졌는데, 이것은 인간에 대한 연구를 촉진한 계기가 되었다.

울혈성 심부전을 앓고 있는 54명의 환자들이 34명의 건강한 사람들과 비교되었고, 울혈성 심부전 환자의 비타민 D 수치가 건강한 사람의 그것에 비해 50%까지 낮다는 사실을 발견했다. 비타민 D 결핍의 정도가 심각할수록 심부전 증상도 더 심하게 나타났다.

연구원들에 의하면, 비타민 D는 심근 세포에서 칼슘 농도를 조절하는 중요한 역할을 하는 것으로 보인다. 칼슘 농도를 조절하지 못하면 심근 세포가 적절히 팽창과 수축을 하지 못하면서, 효율적으로 혈액을 순환시키지 못하게 된다.

인간에게 필요한 대부분의 비타민 D는 햇빛에 노출되었을 때 몸에서 합성된다. 사람들이 사무실이나 집과 같은 실내에 머무는 시간이 점점 더 늘어나기 때문에 햇빛을 볼 시간이 부족해지고 있는데, 이로 인해 비타민 D의 결핍 문제가 늘어나고 있다.

심장의 건강을 위한 비타민 D의 가치는 이루 말할 수 없을 정도로 중요하다.

비타민 D와 근골격 질환

미국인 성인 중 2500만 명이 현재 골다공증을 앓고 있거나 앞으로 걸릴 위험에 처한 것으로 추산되고 있다. 골다공증은 뼈가 약해지는 것이 특징인 질병이다. 골다공증이 생기면 골절의 위험이 증가한다.

구루병(뼈의 변형과 성장 장애를 일으키는 질병—옮긴이)과 골다공증은 비타민 D 결핍 때문에 발병하는 것으로 인식되어왔다. 어간유(漁肝油)를 이용하여 이들 질병을 예방하고 치료하는 것은 영양학의 업적 중 하나로 평가받고 있다.

몸 안에 정상적인 양의 비타민 D가 축적되어 있으면 뼈가 튼튼해지고 노인과 폐경기 여성 그리고 스테로이드 요법을 사용하는 사람들의 골다공증을 예방하는 데 도움이 된다.

연구원들은 정상적인 뼈가 끊임없이 (부수고 새로 만드는) 리모델링을 한다는 사실을 알고 있다. 전에는 느끼지 못하던 신체적 불균형이 분명히 나타나는 갱년기가 되면 부수고 새로 만드는 두 프로세스 사이의 균형이 무너지고, 새로 만들어지는 뼈보다 부서지는(혹은 재흡수되는) 뼈가 더 많아진다.

비타민 D 결핍은 고관절 골절과 깊은 연관성을 갖고 있다. 나이 든 여성의 혈중 비타민 D 농도가 높을수록 골 소실이 적다. 골 소실은 골절의 위험을 증가시키므로 몸에 비타민 D가 많을수록 골다공증에 의한 골절을 예방하는 데 도움이 된다.

비타민 D는 우리의 건강에 중요한 영향을 미치는 영양소로, 무기질 대사에서 수행하는 고전적 역할 외에도 많은 역할을 수행한다.

새로운 보고서에 의하면 특히 아프리카계 미국 어린이들에게서 구루병이 크게 증가하고 있다고 한다. 구루병은 비타민 D 결핍으로 일어나는 질병인데 뼈와 근육이 약해지는 증상을 보여준다.

연구원들은 1990~1999년에 노스캐롤라이나 주의 두 병원에서 영양 구루병으로 진단받은 어린이 30명의 의료 기록을 검토했다.

이 어린이들은 모두 생후 5개월에서 25개월 사이의 아프리카계 미국인이었고, 모유 수유를 받았지만 비타민 D 보충제는 투여받지 않았다.

절반 이상의 환자가 1998년과 1999년 상반기에 질병이 발견되었으므로, 연구원들은 이 질병의 발병률이 급격히 증가하고 있다고 판단했다. 대부분의 어린이들은 진단이 내려진 시점에 키와 체중의 성장이 늦은 상태였고, 3분의 1은 발달 상태가 심각할 정도로 늦은 상태였다. 상당수 어린이들이 다리가 휘거나 골절이 되어 있었는데, 이는 비타민 D 결핍을 제대로 치료하지 않았을 때 일반적으로 나타나는 증상이다.

비타민 D는 음식과 햇빛을 통해 얻을 수 있다. 비타민 D가 풍부한 식품으로는 간, 달걀노른자 그리고 생선 등이 있다. 초기 연구에 의하면, 버터에는 일반적인 형태의 비타민 D 보충제에 비해 100배 이상 많은 천연 비타민 D가 들어 있다고 한다. 게다가 의사들은 버터가 폐결핵, 건선, 안구건조증, 충치 등을 치료하고 구루병을 예방하는 데 도움이 된다고 말한다.

연구원들은 다음과 같은 것들을 구루병 발병률이 증가하는 원인으로 판단한다.

- 모유 수유의 증가: 전문가들이 모유 수유를 권장함에도 불구하고, 모

유에 함유된 비타민 D의 양은 산모의 몸에 얼마만큼의 비타민이 있는지에 좌우된다. 일반적으로 모유에는 매우 적은 양의 비타민 D가 들어 있으며, 모유 수유만 받는 어린이는 충분한 양의 비타민 D를 공급받지 못할 수 있다.

- 소아과 의사들은 유아에게 적절한 비타민 보충제를 처방하지 못하며, 특히 모유 수유만 하는 유아에게 맞는 비타민 보충제를 처방하지 못한다.
- 피부가 검은 사람들이 비타민 D를 생산하기 위해서는 더 많은 양의 햇빛을 필요로 하기 때문에 비타민 D가 결핍될 가능성이 높지만, 연구원들은 이런 사람들도 구루병을 완벽하게 예방할 수 있다고 강조한다.

모유 수유가 유아에게 이상적인 영양분을 공급하는 최고의 방법인 것은 틀림없지만, 피부가 검은 산모가 모유 수유를 할 경우에는 아기가 2개월이 지난 시점부터 하루에 최소한 400IU의 비타민 D 보충제를 공급해줘야 한다.

많은 모유 수유 지지자들이 모유 수유를 비방하는 모든 것들에 방어적인 태도를 보이므로, 모유 수유를 받은 유아에게 비타민 D 보충제가 필요하다는 주장에 절대 동의하지 않는다. 이는 그들이 모유를 '완전식품'으로 여기기 때문에 비롯된 것이다.

조금은 불행하게도, 보충제가 필요하다는 것은 모유가 영양학적으로 완벽하지 않다는 의미로 해석될 수 있다. 하지만 앞에서도 강조한 것처럼, 비타민 D는 단순한 영양소로 취급될 수 있는 것이 아니며, 어떤 유아식에도 천연적으로 들어 있지 않은 스테로이드 호르몬 전구체(前驅體)로 봐야 한다. 대구 간유에 들어 있는 구루병 치료 물질을 비타민으로 분류한 것은 너무 뿌리가 깊어 수정하기도 어려운 불행한 역사적 오류였다.

비타민 D는 비타민이 아니고 음식물에 천연적으로 들어 있지 않은 스테로이드 호르몬 전구체다. 모유를 비롯하여 우리가 알고 있는 대부분의 완전식품에 비타민 D가 결핍되어 있는 것은 이로써 설명될 수 있다.

비타민 D 보충제는 모유 수유를 받고 있는 유아가 유일하게 필요로 하는 보충제이지만, 이것은 오직 유아가 햇빛을 보지 못할 때뿐이다. 충분한 양의 비타민 D를 생산하기 위해서는 아기의 피부가 검을수록 더 많은 양의 햇빛이 필요하다. 적절한 양의 비타민 D가 없다면 아기에게 구루병이 발병하지 않더라도 뼈의 정상적인 성장이 지연되고 다른 문제들이 뒤따르게 된다. 일반적으로 부모들은 뼈의 적절한 성장과 건강을 위해 칼슘에 큰 관심을 보이지만, 대부분의 부모들이 비타민 D는 그것만큼 중요하게 여기지 않는다.

연구원들은 칼슘 섭취량, 활동량, 성별, 연령, 인종 혹은 민족에 관계없이 혈중 비타민 D 농도가 40nmol/L을 초과할 때 60세 이상 보행 가능 환자들의 하지 기능이 개선되는 것으로 보고했다.

많은 젊은이들이 충분한 양의 비타민 D를 얻지 못하고 있는데, 특히 겨울철에는 그 정도가 심하다. 18~29세의 젊은이들은 겨울철에 비타민 D가 부족할 위험이 노년층과 비슷하거나 훨씬 더 크다. 이것은 미국에서 젊은이들에게 유행하고 있는 비타민 D 결핍을 밝혀낸 첫 번째 연구 결과들 중 하나다. 몸에서 칼슘을 흡수하는 데 도움이 되는 비타민 D는 피부가 햇빛에 노출되었을 때 몸에서 만들어진다. 비타민 D 결핍은 사람들을 골다공증의 위험으로 몰아넣을 뿐만 아니라 만성 골질환과 근육통을 일으키고 특정 암의 발병 위험을 증가시키기도 한다.

연구원들은 비타민 D의 부족 여부를 조사하기 위해 겨울의 끝자락인 3월과 4월 사이에 165명의 남성과 여성을 선별했고, 여름의 끝인 9월과 10월에 142명의 남녀를 선별했다. 여름이 끝나갈 무렵 조사한 젊은이들의 비타민 D 수치는 겨울이 끝나갈 무렵에 비해 30% 이상 증가했다. 여름이 끝날 무렵 조사한 인원의 3분의 2와 겨울이 끝나갈 무렵 조사한 인원의 58%는 하루에 거의 두 컵 정도의 우유를 마셨지만, 이것이 비타민 D 수치를 증가시키지는 않았다. 반면에 실험 참가자 10명 중 4명꼴로 종합 비타민제를 복용한다고 보고했는데, 그들은 비타민 보충제를 복용하지 않은 참가자들에 비해 30% 이상 높은 비타민 D 수치를 갖고 있었다.

사람들의 실제 비타민 D 결핍 정도는 이 연구에서 보고된 결과보다 더 심각한데, 그것은 연구원들이 사용한 비타민 D 최적치가 예전에 사용되던 오래된 값이었기 때문이다. 그들은 햇빛 노출이 부족한 미국인들에게서 나온 표준치가 아니라, 햇빛 노출이 규칙적인 아열대 지역에 사는 사람들의 자료를 표준으로 사용했어야 옳았다.

우유에 들어 있는 비타민 D는 합성 비타민 D_2로 이것은 햇빛이나 천연 버터 등으로부터 얻어지는 비타민 D_3만큼 효과적으로 비타민 D를 대체하지 못한다. 우유에서 나온 비타민 D가 비타민 D 결핍증을 해결하는 데 도움이 되지 못한다는 사실은 그리 놀라운 일이 아니다. 비타민 D_2는 인간의 몸에서 선천적으로 발견되는 형태가 아니어서 우리 몸에는 아무런 효과가 없다.

제11장
암을 예방하는 햇빛

1940년대에 프랭크 애펄리(Frank Apperly)는 위도(緯度)와 암 사망 사이의 연관성을 입증했다. 그는 햇빛이 암에 대해 상당한 면역력을 제공한다고 주장했는데, 이는 현재 입증된 사실이다.

샌디에이고 대학교에서 수행된 두 개의 최근 연구에 의하면, 햇빛을 통해 혈중 비타민 D 수치가 증가할 때 유방암 발병 위험이 50% 감소하고 대장암이 발병할 위험은 65% 감소하는 것으로 보인다.

연구원들은 연구 결과의 정확성과 정밀성을 높이기 위해 이전의 연구 결과들을 취합하여 메타분석을 수행했다. 그들은 실험 대상자들을 혈중 비타민 D 수치에 따라 여러 그룹으로 나눈 뒤 각 그룹 간의 암 발병 빈도를 비교했다. 그들이 취합한 데이터에 의하면, 혈중 비타민

D 수치가 가장 낮은 그룹에 속한 사람들의 유방암 발병 위험이 가장 높았고, 혈중 비타민 D 수치가 증가할수록 유방암 발병 위험이 감소했다. 이 연구에서 가장 놀라운 결과는 유방암 발병 위험이 50% 감소하는 그룹의 혈중 비타민 D 수치를 얻기 위해 피부가 검은 사람은 하루에 25분, 그리고 피부가 흰 사람은 10~15분 정도만 햇빛에 노출되는 것으로 충분하다는 사실이었다. 이것은 허셉틴(Herceptin)처럼 대대적으로 광고하는 항암제보다 햇빛이 실질적으로 암을 치유하거나 예방하는 효과가 더 크다는 사실을 보여준다. 두 번째 연구에서는 똑같은 양의 햇빛으로 대장암이 발병할 위험을 3분의 2까지 감소시킬 수 있다는 사실을 밝혀냈다.

한 연구에서는 몸에 비타민 D가 축적되었을 때 말기 유방암 여성 환자의 생존율을 높일 수 있다는 점을 시사하는 결과를 보여주었다. 영국 맨체스터 왕립병원의 바바라 마워(Barbara Mawer) 교수는 "활성 비타민 D 수치가 정상이거나 그 이상인 13명의 여성들은 6개월의 실험 기간 동안 생존하였지만, 비타민 D수치가 낮은 그룹 13명 중 5명의 여성들은 안타깝게도 6개월 안에 목숨을 잃었다"고 말했다.

미국 네브래스카 주의 크레이턴 대학교 의과대학에서 수행된 새로운 연구에서는 비타민 D 및 칼슘 보충제가 암 발병 위험을 무려 77%나 감소시킬 수 있다는 놀라운 결과가 밝혀졌다. 발병 위험이 감소하는 암에는 유방암, 대장암, 피부암 외에 다른 암들이 포함된다. 이 연구 결과는 비타민 D가 현대 과학을 통해 알려진 어떤 항암제보다도 훨씬 더 강력하게 암 발병 위험을 예방하는 가장 효과적인 약이라는 사실을 입증하는 근거가 된다.

이 연구는 네브래스카 주에 거주하는 1179명의 건강한 여성들을 대상으로 수행되었다. 연구 대상자들 중 한 그룹에는 하루에 1500mg의 칼슘과 1100IU의 비타민 D가 제공되었고, 다른 그룹에는 가짜 약이 제공되었다. 4년 뒤, 칼슘 및 비타민 보충제를 공급받은 그룹은 암 발병 위험이 60% 감소했다. 연구 후반부의 3년 동안만 살펴볼 경우에는 보충제 덕분에 암 발병 위험이 무려 77%나 감소한다는 사실이 입증되었다.

비타민 D의 효과에 대한 이 연구 결과는 당연하게도 미국 암학회가 그에 대한 입장을 밝혀야 하는 좋은 뉴스거리가 되었다. 미국 암학회의 대변인인 마지 매컬로(Marji McCullough)는, 어느 누구도 암을 예방할 목적으로 보충제를 복용해선 안 된다고 단호히 말했다.

암 예방을 최우선으로 한다는 미국 암학회가 암 발병 위험을 77%나 감소시키는 보충제를 복용하지 못하도록 한다는 것이 매우 놀랍게 여겨진다면, 여러분은 미국 암학회에 대해 잘 알지 못하는 것이다. 사실 미국 암학회는 암 예방을 목적으로 하는 단체이지만 자신들의 힘과 이익을 증대시키는 수단으로서 암이 계속 존재하기를 드러내놓고 지지하는 단체다. 미국 암학회는 미국에서 가장 부유한 비영리 조직이고 제약회사, 유방조영술 장치 제조회사, 그리고 암으로부터 이익을 얻는 많은 기업들과 밀접한 관계를 맺어왔다.

다른 연구 결과에 의하면, 유방암에 걸린 여성은 비타민 D 활용에 필요한 유전자에 결함이 있을 가능성이 두 배 이상 높다는 결과가 나왔다. 전문가들은 이미 비타민 D가 유방암을 예방하고, 어떤 경우에는 이미 발생한 종양을 축소시키기도 하는 것으로 믿고 있다.

영국의 의학 저널 《랜싯(*Lancet*)》에는 비타민 D 결핍이 전립선암의 발병 원인이라는 점을 시사하는 기사가 실렸다. 대부분의 남성들은 식단을 통해 충분한 양의 비타민 D를 섭취하지 못하기 때문에 햇빛을 쬐는 것으로 자신에게 필요한 양의 비타민 D를 생산한다. 추운 지방에 사는 남성일수록 햇빛을 쬐는 양이 부족하여 전립선암이 발병할 가능성이 증가한다. 하버드 공중보건대학에서 수행된 연구에서는, 하루에 넉 잔 이상의 우유를 마시는 남성은 혈중 비타민 D 수치가 낮고 전립선암에 걸릴 위험이 증가한다는 사실을 밝혀냈다. 칼슘은 비타민 D를 고갈시키고 우유에는 여분의 칼슘을 감당할 만큼 충분한 양의 비타민 D가 들어 있지 않다. 게다가 합성 비타민 D는 몸에서 흡수하기가 매우 어렵다.

이 연구에서는 전립선암이 피부의 햇빛 노출 부족과 관련이 있다는 사실을 밝혀냈다. 전립선암 민감도와 정관수술, 전립선 비대증 혹은 특정 음식물 사이의 연관성은 발견되지 않았다.

새로운 연구에서는 비타민 D가 질병을 일으키는 독성 산성 물질의 제거를 도와 대장암을 예방할 수 있다는 사실을 시사했다.

현재 우리는 비타민 D가 대장암을 예방하는 잠재적인 메커니즘을 발견한 것으로 믿고 있다. 비타민 D가 대장암을 예방하는 유일한 기전은 아닐지라도, 그런 기전들 중 하나인 것은 분명하다.

비타민 D가 대장암을 예방하는 것으로 알려져 있지만, 정확히 어떻게 대장암을 예방하는지는 명확히 밝혀지지 않았다. 논란이 많기는 해도 고지방 식품 위주의 '서구식' 식단은 질병의 위험이 증가하는 것과 연관이 있는 것으로 여겨왔다.

새로운 연구에선 고지방 식품이 질병의 위험을 증가시키는 것과 함께 비타민 D가 질병을 예방하는 방법을 설명할 수 있는 근거를 제시한다. 연구원들은 비타민 D와 함께 리토콜린산이라 불리는 담즙산이 세포 내에서 비타민 D 수용체를 활성화시킨다는 사실을 발견했다.

지방이 많은 식품을 섭취하면 간에서 장으로 담즙산이 분비되어 몸에서 지방질을 흡수할 수 있도록 돕는다. 대부분의 담즙산은 장에서 자신의 임무를 마친 후 다시 간으로 돌아간다.

하지만 리토콜린산은 조금 다르다. 리토콜린산은 다시 간으로 돌아가지 않는다. 대신 CYP3A(시토크롬 P450 3A)라 불리는 효소가 장에서 리토콜린산을 분해한다. 리토콜린산이 효소에 의해 해독되지 않으면 대장으로 흘러들어가 암을 유발한다. 리토콜린산은 독성이 매우 강한 물질이다.

비타민 D가 동물의 대장암 발병을 방지하는 것으로 알려져왔기 때문에, 연구원들은 비타민 D 수용체가 리토콜린산을 해독하는 효과가 있는지 알아보기로 했다.

실제로 비타민 D 수용체는 리토콜린산 수치를 측정하는 센서 역할을 하는 것으로 보인다. 비타민 D 수용체는 리토콜린산에 결합되어 CYP3A 효소를 생산하는 유전자 발현을 증가시킨다. 이것은 몸이 대장암으로부터 스스로를 보호하는 방법으로 보인다.

충분한 양의 비타민 D를 얻지 못하면 이러한 균형이 무너지고 대장암 발병 위험을 증가시킨다.

햇빛은 약물이나 수술 혹은 방사선 치료와 달리 아무런 비용이 들지 않고 해로운 부작용도 없이 수많은 질병을 예방한다. 연구원들은 암과 마찬가지로 다발성 경화증이 지구 상의 위도와 강한 연관성이 있는 것을 발견했다. 다발성 경화증은 적도에 가까울수록 발병률이 감소한다.

몬트리올에서 열린 국제 다발성 경화증 회의에서 발표된 여러 연구 결과에 의하면, 다발성 경화증이 발병한 어린이들은 그렇지 않은 어린이들에 비해 비타민 D 수치가 상당히 낮다.

다발성 경화증은 신경계에 생기는 퇴행성 질환으로, 신경세포를 절연하는 미엘린층이 분해되어 신경 신호 전달에 문제를 일으킨다. 전 세계적으로 250만 명이 다발성 경화증 때문에 고통을 겪고 있는 것으로 추산되며, 이 질병은 15세가 되기 전에는 발견하기가 매우 어렵다.

연구원들은 다발성 경화증이 북반구에서 위도가 증가할수록 많이 발생한다는 사실을 발견한 이후 비타민 D와 이 질병의 연관성에 대해 오랫동안 의심해왔다. 인간의 몸은 햇빛을 이용해 비타민 D를 합성하기 때문에, 비타민 D 결핍은 일조량이 부족한 지역에서 특히 겨울에 일반적으로 나타나는 현상이다.

역학자이자 다발성 경화증 전문가인 캘리포니아 샌디에이고 대학교의 세드릭 갈런드(Cedric Garland) 박사는 "위도와 다발성 경화증 사이에 매우 일관성 있는 패턴이 발견된다"고 말한다.

토론토 대학교의 헤더 한웰(Heather Hanwell) 박사는 캐나다 북부에서 다발성 경화증 발병률이 높다는 사실을 지적했다. 그녀는 "캐나다에선 6개월 동안 우리 피부에 충분한 양의 비타민 D를 생산할 만큼 강한 햇빛이 들지 않는다"고 말한다.

캐나다는 전 세계적으로 다발성 경화증 발병률이 높은 국가에 속한다. 캐나다보다 다발성 경화증 발병률이 높은 몇 안 되는 국가 중 하나인 스코틀랜드에는 다른 지역에 비해 4분의 1의 햇빛만 도달하는 지역이 있다. 최근의 연구에서는 스코틀랜드에서 비타민 D 결핍과 열악한 건강 상태 사이에 밀접한 연관성이 있는 것을 확인했다.

토론토 대학교의 브렌다 반웰(Brenda Banwell) 박사는 사람들이 캐나다의 다발성 경화증 발병 위험을 증가시키는 환경 요인을 찾으려고 애써왔는데, 캐나다에는 일조량이 부족하여 비타민 D 결핍이 일반적이라는 사실은 그렇게 찾아낸 요인 중 하나라고 밝혔다.

비타민 D 결핍이 어떻게 다발성 경화증 발병 위험을 증가시키는지 정확한 원인은 밝혀지지 않았지만, 연구원들은 이것이 면역 체계와 관련되었을 것으로 믿고 있다. 새로운 연구에서는 비타민 D가 면역 체계에서 하는 역할과 암, 결핵 그리고 자가면역 질환을 예방하는 메커니즘을 조명하려는 노력을 계속하고 있다.

많은 의학 전문가들이 다발성 경화증은 자가면역 질환 중 하나라고 믿고 있다.

반웰 박사는 비타민 D가 면역 조절 인자의 역할을 한다고 말한다. 그의 주장에 따르면, 우리의 면역 세포에는 비타민 D를 결합시키는 역할을 하는 수용체가 존재하며, 다발성 경화증이 발병한 경우에는 면역 세포가 적절히 조절되지 못하고 있음을 보여주는 증거들이 여럿 있다고 한다.

미국 국립보건원(National Institute of Health)은 햇빛을 이용해 만든 비타민 D의 부족이 골다공증, 류머티즘 관절염, 심장 질환, 당뇨 등을 비롯한 여러 질병의 발병률 증가와 관련이 있는 것으로 여겨왔다.

비타민 D 결핍으로 인해 발생하는 질병과 건강상의 문제들로는 다음과 같은 것들이 있다.

- 골다공증은 주로 비타민 D 결핍에 의해 발생하며, 비타민 D 결핍은 칼슘 흡수를 심각하게 저해한다. 충분한 양의 비타민 D가 있으면 전립선암, 유방암, 난소암, 우울증, 대장암 그리고 정신분열증을 예방할 수 있다.
- '구루병'은 비타민 D 결핍에 의해 뼈의 변형과 장애가 일어나는 질병의 이름이다.
- 비타민 D 결핍은 제2형 당뇨를 악화시킬 수 있고 췌장의 인슐린 생산을 저해할 수 있다.
- 비만은 몸에서 비타민 D 활용도를 떨어뜨릴 수 있는데, 이는 비만인 사람들이 정상인에 비해 두 배 이상의 비타민 D를 필요로 한다는 것을 의미한다.
- 비타민 D는 세계 여러 나라에서 건선을 치료하는 데 사용된다.

- 비타민 D 결핍은 정신분열증과도 관련이 있다.
- 계절성 우울증은 햇빛이 부족하여 멜라토닌 불균형이 생길 때 발생한다.
- 만성 비타민 D 결핍은 종종 섬유근육통으로 잘못된 진단이 내려지기도 하는데, 그 증상이 근력 저하, 근육통 등으로 서로 비슷하기 때문이다.
- 일주일에 2~3시간 정도 햇빛을 쬐는 단순한 방법만으로도 당뇨나 암처럼 심각한 질병이 발병할 위험을 50~80% 이상 감소시킬 수 있다.
- 비타민 D 보충제를 매일 2000IU씩 공급받은 영유아는 이후 20년 동안 제1형 당뇨가 발병할 위험이 80% 가까이 감소한다.

오늘날 병원 환자의 60%와 요양원 환자의 80%가 비타민 D 결핍이다. 설상가상으로 임산부의 76%가 심각한 비타민 D 결핍이다. 질병을 억제하는 햇빛의 혜택을 얻으려면 밖으로 나가서 최소한 일주일에 세 시간, 하루에 15분 내지 20분 이상 햇빛을 쬐어야 한다. 제약회사들 역시 암과 다른 질병들을 치유하는 데 비타민 D의 중요성을 인식하고 있으며, 합성 비타민 D를 함유한 값비싼 약을 제조하고 있다.

하지만 햇빛에 의해 만들어진 비타민 D와 비교할 때 합성 비타민 D는 효과가 매우 적거나 전혀 없다. 뿐만 아니라 우유 등에 첨가된 비타민 D는 심각한 부작용을 일으킬 수 있다.

제12장

햇빛과 운동의 놀라운 조합

운동과 햇빛은 모두 건강을 위해 핵심적인 것들이다.

건강한 삶에서 운동이 갖는 중요성은 무엇일까?

신체적 건강, 정서적 건강, 정신적 건강, 사회적 건강 그리고 영혼의 건강을 위해서는 매일 운동하는 것이 중요하다.

운동 하나만으로도 의심할 여지 없이 좋은 것이지만, 해가 비치는 실외에서 운동하는 것이 왜 더 좋은지에 대해 생각해보자. 내가 햇빛 아래에서 운동하도록 권장하는 이유는 무엇일까? 실내는 건강한 운동과는 거리가 먼 환경이고 활동적인 운동을 하기에도 적당한 장소가 아니다. 공기가 신선하고 오염이 없다면, 실외야말로 운동하기에 가장 이상적인 장소다.

햇빛은 우리에게 활력과 영양을 공급해줄 뿐만 아니라, 우리의 정서를 변화시키고 정신의 활기를 북돋운다. 그러므로 겨울이 깊어질수록 많은 사람들이 우울감에 빠지고, 밀실공포증 혹은 좀 더 정확히 표현하면 계절성 정서 장애가 생기는 것도 그리 놀라운 일은 아닐 것이다. 기나긴 겨울 동안 실내에 고립되어 있으면, 몸은 충분한 양의 햇빛을 보지 못해 계절성 정서 장애가 생긴다. 이를 치유하고 예방하는 유일한 방법은 햇빛을 보는 것이다. 사람마다 필요로 하는 햇빛의 양은 각자의 몸 상태와 체질에 따라 다르다. 그러므로 햇빛을 쬐는 시간 역시 사람마다 달라야 한다. 중요한 것은 겨울철에도 가능한 한 많은 양의 햇빛을 쬐어야 한다는 사실이다.

다시 운동의 중요성에 대해 말하자면, 우리 모두가 알고 있듯이 운동을 하려면 몸을 움직여야 하고 몸을 움직이는 것은 매우 자연스러운 일일뿐더러 우리가 마땅히 해야 하는 것이다. 한 장소에 오랜 시간 꼼짝없이 머무는 것은 건강에 좋지 않다. 여러분은 밖으로 나가서 움직여야 한다. 운동은 근육에 긴장과 힘을 주고 체중 증가를 억제하며, 분노를 억누르고 항우울제 같은 역할을 한다.

운동은 인지 기능을 활발하게 만든다. 운동은 특히 노년층에서 나이 들어갈수록 지능이 퇴화하는 것을 근본적으로 예방하거나 지연시킬 수 있다. 운동은 몸 전체에서 혈액순환을 왕성하게 만들고 뇌 조직에 공급되는 혈액이 부족하지 않도록 만든다. 운동은 활력을 북돋우는 완벽한 방법이다. 아편제와 같은 효과를 가진 호르몬인 엔도르핀과 엔케팔린은 운동할 때 분비되면서 '고강도 운동'에 도움이 되고,

규칙적인 운동을 할 때 기분을 좋게 만들어준다고 알려져 있다. 운동할 때의 리드미컬한 호흡과 단체 의식 역시 정신을 맑게 만들어준다. 우리는 지금 건강한 식단과 양호한 위생 그리고 깨끗한 환경만으로는 건강을 확신할 수 없으며, 운동이 필수적으로 더해져야 한다는 사실을 잘 알고 있다.

햇빛으로부터 얻는 혜택 역시 셀 수 없이 많다. 지금까지 이야기한 것처럼, 햇빛이 없다면 뼈가 단단해질 수 없다. 햇빛은 면역 체계를 강화시키고 피부의 산소 농도를 증가시킨다. 햇빛은 피부 표면에 더 많은 혈액이 흐르도록 만들어 상처나 타박상 및 발진의 치유를 돕는다. 벌어진 상처와 부러진 뼈도 햇빛이 있으면 더 빠른 치유가 가능하다. 햇빛은 시력을 개선하고 호르몬 분비를 증진시킨다.

하지만 운동할 때도 햇빛이 중요한 이유는 무엇일까? 그리고 실내에서 운동하는 것보다 햇빛이 내리쬐는 열린 공간에서 운동하는 것이 더 좋은 이유는 무엇일까?

이와 같은 것들을 논의하기에 앞서, 실내에서 하는 운동이 좋지 않은 이유가 무엇인지에 대해 살펴보자.

사람들은 신체 단련에 필요한 모든 운동기구가 갖춰진 실내 헬스클럽이 운동하기에 가장 적절한 장소라고 생각한다. 하지만 실내 헬스클럽은 건강에 좋은 점보다 나쁜 점이 더 많은 것으로 입증되었다. 실내 헬스클럽은 종종 유해한 미생물의 완벽한 서식처가 된다. 멋진 이두박근 대신 의도하지도 않던 끈질긴 감염으로 고생할 수 있다.

적절한 위생 수단을 강구하지 않는다면 실내 헬스클럽이 건강에 도움을 주는 대신 건강을 해치는 주범이 될 수도 있다. 세균은 여러분이 사용하는 운동기구나 정수기의 수도꼭지 혹은 축축한 수건 등 어디에서든 서식한다. 헬스클럽의 로커룸은 세균이나 곰팡이의 '따뜻한 안식처'일 뿐이다. 이처럼 통풍이 잘 안 되면서 따뜻하고 눅눅한 환경에 햇빛까지 들지 않는다면 병원균의 온상이 된다. 헬스클럽의 로커룸은 세균을 번식시키는 실험실의 세균 배양 장치와 다를 바 없다.

여러분은 실내 헬스클럽에 가는 대신 실외 운동을 선택함으로써 원치 않는 감기나 끔찍한 무좀이 생길 위험을 효과적으로 막을 수 있으며 포도상구균 같은 세균에 감염되는 것을 예방할 수 있다.

생리학적으로 볼 때 근육 발달은 남성호르몬인 테스토스테론 생산과 연관되어 있다. 따뜻한 바닷가 모래사장에서 벌거벗은 채 하는 고대 그리스의 운동법은 근육질의 건강한 몸을 만들기 위해 사용되었다. 몸의 어느 부분이든 햇빛을 받으면 테스토스테론 생산이 크게 증가하지만, 남성 생식기에 햇빛이 직접 닿으면 호르몬 분비가 가장 왕성해진다.

햇빛은 남성의 테스토스테론 생산에 인상적인 효과를 미치며, 혈중 테스토스테론 수치는 11월부터 4월까지 꾸준히 감소하다가 봄부터 여름에 걸쳐 다시 서서히 증가하고 10월이 되면 정점에 이른다.

적도에 가까우면서 비 오는 날이 적은 지역에 사는 사람들은 1년 내내 테스토스테론 수치가 높고 이에 따라 정자 생산량이 증가한다. 실제로 북부 유럽인들이 남부 유럽으로 이주하면서 출산율이 증가했는데, 여기에는 햇빛에 의해 증가한 테스토스테론 수치도 일정 부분 기여했다.

보스턴 주립병원에서 수행된 연구는 가슴이나 등이 햇빛에 노출되었을 때 자외선이 테스토스테론 수치를 120% 이상 증가시킨다는 사실을 입증했다. 또한 생식기 주변이 햇빛에 노출되면 호르몬 수치가 무려 200% 이상 증가한다!

규칙적으로 햇빛을 쬐면 남성의 체격을 이루는 모든 근육의 크기가 커지고 강해진다. 그런 까닭에 햇빛과 운동은 적절한 생식 능력을 유지하면서 강하고 건강한 몸을 만들기 위한 이상적인 조합이다.

미국만 해도 테스토스테론 수치가 낮은 남성들의 수가 4000만 명에 이른다. 하지만 그들 중 거의 대부분은 자신이 그런 상태라는 사실조차 모른다. 발기부전 치료제인 비아그라의 엄청난 판매량은 이런 남성들 중 다수가 성 기능 장애 증상을 경험한다는 사실을 추측하게 한다. 또한 성 기능 장애 증상까지는 아니어도 많은 사람들이 자신도 모르는 사이에 당뇨, 피로, 우울증, 불면증처럼 테스토스테론이 부족할 때 일반적으로 나타나지만 대부분의 의사들이 간과하거나 혹은 노화의 자연스러운 과정이나 스트레스 탓으로 돌리는 증상들을 상대로 치열한 전투를 벌이고 있다. 테스토스테론 수치는 남성이 20대 초반일 때 정점에 이른다. 노화나 스트레스, 부적절한 식사, 신체 활동 부족, 흡연, 음주 그리고 처방약 복용과 같은 생활 습관 요소들이 테스토스테론 수치 감소에 지대한 영향을 미칠 수 있다.

그동안 표준적인 임상 검사에서는 이런 문제를 제대로 찾아내지 못했다. 의학계에서는 남성의 (단백결합) 테스토스테론 총수치가 시간이 흘러도 비교적 안정적으로 유지되는 반면, 테스토스테론의 생물학적 이용 가능성(약물이나 호르몬이 실제로 이용되는 정도—옮긴이)은 30세를 지나면서 해마다 2%씩 감소하는 것으로 판단했다. 이는 남성이 60대가 되면 20대 때에 비해 테스토스테론이 40%의 기능만 수행한다는 것을 의미한다. 하지만 대부분의 남성들을 상대로 표준 임상 검사가 수행될 때는 테스토스테론 총수치만 검사하고 더 중요한 요소인 생물학적 이용 가능 수치는 점검되지 않는다.

설상가상으로 대부분의 의사들은 테스토스테론 대체 약물을 처방하기에 앞서 (테스토스테론 총수치가 실험실에서 정한 임계값 아래로 떨어진 것을 나타낼 때 사용하는 의학적 용어인) 성선기능저하증 진단을 필요로 한다. 그 결과, 테스토스테론 기능 저하 증상으로 고통을 겪는 수백만 명의 남성들이 아무런 진단이나 처방도 받지 못한 채 돌아다니고 있다.

적절한 운동을 하면 자연스럽게 테스토스테론 분비를 촉진하고 호르몬 분해를 예방하여 남성들의 몸 상태와 외양을 최적으로 유지시켜 준다. 운동 지속 시간, 운동 강도 그리고 운동 횟수가 남성들의 테스토스테론 수치를 결정한다. 테스토스테론 수치는 강도 높은 운동을 짧게 반복했을 때 가장 크게 증가한다는 사실을 알아야 한다. 운동을 너무 오랫동안 자주 하면 오히려 호르몬 수치가 감소한다. 연구 결과에 의하면, 45~60분 이내의 운동을 할 때 테스토스테론 수치가 증가한다. 그러나 이 시간을 넘어서면 테스토스테론 수치는 감소하기 시작한다. 근육 성장과 재생을 위해서는 충분한 양의 테스토스테론이 필요하다. 과도한 운동을 너무 자주 하면 테스토스테론 수치가 정상 수준으로 회복될 만큼 충분한 시간을 주지 못하기 때문에 과도한 운동에 의한 증상이 나타난다. 이런 증상에는 근육통, 피로, 면역력 저하, 무기력증 등이 포함된다.

근육을 강화시키고 테스토스테론에 미치는 운동의 효과를 극대화하려면 운동할 때 다음과 같은 가이드라인을 지켜야 한다.

- 강도 높은 근육운동을 반복한다.
- 운동 시간은 한 번에 60분을 넘지 않도록 한다.
- 집중적인 운동을 하고, 일주일에 2~3회 이상 운동하지 않는다.
- 근육운동을 하는 날을 피해 다양한 유산소운동을 한다.
- 운동 효과를 극대화하기 위해 8주 내지 12주마다 운동 방법을 바꾼다.

여성의 경우에도 햇빛으로부터 많은 혜택을 얻을 수 있다. 여성호르몬은 일반적으로 위험하고 필요 없는 빛이라고 여기는 특정 파장 영역의 자외선, 즉 290~340nm의 파장을 가진 자외선(UVB)에 노출되었을 때 가장 크게 증가한다.

햇빛을 잘 쬐지 않는 여성은 월경증후군으로 고생하는 경우가 많고 월경주기가 매우 불규칙하다. 이런 여성들은 규칙적으로 햇빛을 쬐고 하루에 몇 시간씩 실외에서 활동하는 것으로 건강한 월경주기를 회복할 수 있다. 이런 생활 습관을 유지하면 몇 주 이내에 월경주기를 정상적인 수준으로 되돌릴 수 있다.

불임은 비타민 D 부족과 관련이 있고, 생리전증후군은 칼슘, 마그네슘 및 비타민 D를 보충함으로써 개선할 수 있다. 비타민 D는 여성들의 에스트로겐 생산을 돕는다. 월경 때 나타나는 편두통 역시 비타민 D와 칼슘이 부족한 것과 연관이 있다.

이런 사실들을 종합할 때, 신체적 폐색과 같이 지속적으로 햇빛을 잘 쬐지 못하는 것은 전 세계적으로 도시인들에게 증가하고 있는 불임의 주요 원인 중 하나라고 볼 수 있다.

여러분도 조금만 살펴보면, 햇빛을 정신 건강 및 성적 건강과 연관시키는 오랜 전통이 있다는 사실을 발견할 것이다. 예를 들어 하지(夏至)는 오랫동안 풍요와 다산의 상징으로 여겨졌다. 인류는 오래전부터 씨앗을 뿌리거나 수확하는 시기에 여러 가지 축제를 벌여왔다. 고대 주술사는 가장 더운 시기를 골라 다산과 풍요를 기원하는 의식을 치렀다. 현대인들은 이제야 고대인들이 이미 알고 있던 여름과 뜨거운 태양이 다산과 풍요에 미치는 영향에 대한 연구를 시작했다!

햇빛이 부족할수록 우리의 성적 능력과 생산성은 감소한다. 겨울철에 여성의 생식력이 감소한다는 기록은 오래전부터 있었다. 이것은 1세기 전 북극 탐험가 버드(Byrd) 제독의 관찰 이후 오랫동안 연구되고 있는 현상이다. 그의 탐험 일지에는 24시간 내내 해가 뜨지 않는 겨울철에 에스키모 여성들의 월경과 배란이 불규칙하다는 사실이 기록되어 있다.

오늘날에는 불임을 치료하는 방법으로 햇빛 치료 요법이 광범위하게 연구되고 있다. 햇빛 치료 요법에 대한 연구는 우리가 햇빛을 쬐는 시간이 줄어들면서 생식력이 감소했다는 사실을 시사한다. 실내에서만 생활하는 것이 생식력에 아무 도움이 되지 않는다는 것은 분명해 보인다. 우리가 실내에서 사용하는 조명은 햇빛과 비교했을 때 훨씬 질이 낮고 강도가 약하며, 햇빛에 있는 모든 파장의 빛을 내지 못한다. 다른 것으로 햇빛을 대체한다는 것은 거의 불가능한 일이다.

햇빛 치료 요법은 고혈압으로 고통을 겪고 있는 사람들에게도 많은 도움이 된다.

평균혈압과 고혈압 환자의 비율은 지구 상의 위치에 따라 다양하다. 일반적으로 적도에서 멀리 떨어져 있을수록 평균혈압이 상승하고 여름보다는 겨울에 그 정도가 더 심하다. 혈압은 인종과 민족에 따라서도 다양한데, 미국과 영국에 살고 있는 흑인들은 유럽에서 건너온 민족에 비해 고혈압 환자가 더 많다.

앨라배마 대학교의 한 연구원은 햇빛에 노출되는 정도의 차이와 그로 인한 비타민 D 합성의 차이가 이처럼 고혈압 발생이 지역적, 계절적, 인종적으로 차이가 나는 것에 일정 부분 기여한다고 강조한다. 햇빛에 의한 비타민 D 합성은 적도에서 멀어질수록 감소하고, 여름보다는 겨울에 그 차이가 더 뚜렷하다. 피부색이 어두운 사람들은 같은 양의 햇빛을 쬐더라도 피부색이 밝은 사람들에 비해 적은 양의 비타민 D를 합성한다. 비타민 D를 합성하는 양에 차이가 나는 것은 부갑상선호르몬 상태에 영향을 미치고, 이것이 다시 혈압을 변화시킬 수 있다.

이탈리아 볼로냐 대학교에서 중앙아시아의 해발고도 600m에서

3200m 사이에 거주하는 여러 인종을 대상으로 수행된 연구에서는 햇빛을 쬐는 양과 혈압 사이에 역상관관계가 있음을 입증하는 결과를 얻었다. 해발고도가 높은 지역에 사는 사람들에 비해 해발고도가 낮은 지역에 사는 사람들에게서 고혈압이 더 자주 발병했다. 해발고도가 높을수록 피부에서 비타민 D를 생산할 때 사용되는 파장의 빛인 UVB 자외선의 강도가 강해진다.

여러 독립적인 연구에서는 격렬한 운동 프로그램을 6개월 동안 수행한 고혈압 환자들의 혈압이 15% 감소한 반면, 하루에 한 시간씩 자외선을 쬔 환자들의 경우에는 단지 5~6일 만에 혈압이 눈에 띄게 감소한다는 사실이 입증되었다. 따라서 햇빛을 쬐면서 하는 운동은 아무런 부작용 없이 무료로 고혈압을 치료하는 최선의 비의료적 치료 수단이라고 할 수 있다.

의학계의 가장 큰 거짓말 중 하나가 고혈압 환자는 평생 고혈압약을 복용해야 한다고 말하는 것이다. 그러나 이는 사실이 아니다. 대부분의 사람들이 햇빛과 채식을 기본으로 하는 영양 공급으로 쉽게 혈압을 정상 수준으로 유지할 수 있다. 처방된 약을 바꾸거나 복용을 중단할 때 담당 의사와 상의해야 하는 것은 물론이다.

운동과 일광욕은 모두 심장에서 한 번에 뿜어내는 혈액의 양(심박출량)으로 측정되는 심장의 능률을 증가시킨다. 한 시간의 일광욕은 심장의 능률을 평균 39% 증가시키고, 이 효과는 5~6일간 지속된다. 이 같은 햇빛요법을 이용하면 심장을 자극하기 위해 사용하는 약물을 효과적으로 대체할 수 있다.

햇빛은 약처럼 단순히 질병의 증상을 억제하는 것이 아니라 몸과 정신의 균형을 되찾게 해준다는 사실에 특히 주목해야 한다. 햇빛은 필수 영양소 정도가 아니라 기적의 치료제로 취급받아야 마땅하다. 당뇨 역시 운동과 햇빛의 도움으로 치유될 수 있다.

벨기에 루벤 대학교의 샹탈 마티유(Chantal Mathieu) 박사와 연구원들에 의해 수행된 연구에서는 비타민 D 부족이 당뇨나 갑상선 질환 등의 자가면역 질환과 관련이 있는 것으로 밝혀졌다.

비타민 D의 주요 공급원인 햇빛은 어린이들의 제1형 당뇨 발병 위험을 낮추는 것으로 보인다. 이것은 최근 샌디에이고 대학교의 무어암센터에서 발견한 사실이다.

제1형 당뇨는 천식에 이어 두 번째로 일반적인 소아 만성 질환이다. 미국에는 150만 명의 제1형 당뇨 환자가 있고 해마다 1만 5000명의 환자가 발생하고 있다. 새로운 연구 보고서에 의하면, 이 질병은 청년과 중년의 주요 실명 원인이고, 같은 연령대에서 신부전과 신장이식이 일어나게 만드는 원인들 중 하나다.

연구에 의하면, 일조량이 풍부한 적도 근처에 사는 어린이들은 일조량이 부족한 곳에 사는 어린이들에 비해 제1형 당뇨가 발병할 위험이 훨씬 적다. 연구 논문의 저자인 세드릭 갈런드 박사에 의하면, 전세계적으로 혈청 속 비타민 D 수치가 높을수록 제1형 당뇨가 발병할 위험이 감소한다고 한다.

적도를 원점으로 하고 북반구를 양의 방향으로 하여 가로축에 위도를 표시하고 세로축에 51개 지역의 제1형 당뇨 발병 빈도를 표시하면 정확히 포물선 모양의 그래프가 그려진다. 이와 같은 포물선 형태는 해당 지역의 경제 수준이나 의료 수준과는 상관이 없는데, 이것은 의료 복지 체계가 덜 발달해 있고 가난해도 적도에서 가까운 국가의 제1형 당뇨 발병률이 더 낮다는 것을 의미한다.

주로 앉아서 일하고 과체중인 사람들이 짧은 운동 전후에 섭취하는 음식과 음료의 양을 세심하게 조절했을 때 인슐린 활동에 상당한 영향이 있었다. 매사추세츠 대학교의 운동과학부 연구원들에 의하면, 이 연구에서 동일한 실험이 실험 대상자들의 심혈관계 질환 위험 인자에도 의미 있는 영향을 미치는 것으로 밝혀졌다. 실험은 두 집단으로 나뉘어 진행되었는데, 6일 동안 매일 500kcal의 열량을 소모하도록 러닝머신을 타고 칼로리 보충을 하지 않은 그룹은 인슐린 활동이 40% 증가했지만 같은 운동을 하는 동안 스포츠 드링크를 마시고 운동이 끝나고 나서 소모된 500kcal의 열량을 보충할 음식을 제공받은 그룹의 인슐린 활동은 변함이 없었다.

운동 후 열량 보충을 받지 않은 그룹의 실험 대상자들은 심혈관계 질환 인자 역시 유의 수준까지는 아니어도 어느 정도 긍정적인 변화를 보여주었다. 그에 반해 열량 보충을 받은 실험 대상자들은 심혈관계 질환 인자에 대해 변화가 없거나 부정적인 변화가 나타났다.

당뇨병 환자가 운동을 하거나 일광욕을 한 뒤에는 혈당 수치가 떨어진다. 일광욕을 하면 몸에 축적된 글리코겐의 양을 감소시키는 가인산분해 효소 생산을 자극한다. 일광욕을 한 지 두 시간이 지나면 글리코겐을 합성하는 다른 효소가 조직 내에서 글리코겐의 축적을 증가시키면서 혈당 수치를 떨어뜨린다. 햇빛이 인슐린과 같은 역할을 하는 것이다. 일광욕의 효과는 며칠 동안 지속되기도 한다. 당뇨병 환자들은 스스로 인슐린의 양을 조절할 필요가 있으며, 따라서 일광욕 시간을 점차 늘리면서 의사와 상의해야 한다는 사실을 명심해야 한다.

햇빛과 운동은 모두 스트레스를 감소시키는 데도 유익한 효과가 있다. 그 효과에는 신경과민, 분노 그리고 정서 불안 등의 감소와 스트레스 내성, 자신감, 상상력, 창의성의 증가 그리고 긍정적인 인격 변화, 흡연이나 음주와 같은 건강에 해로운 습관이 감소하는 것 등이 모두 포함된다.

비타민 D는 우리 몸에 중요한 영양소이면서 신체적 건강과 정신 건강 모두에 필수적이다. 비타민 D는 몸에 유익하고 기분을 좋게 만들어준다고 여겨지기 때문에, 자연스러운 일광욕은 스트레스 해소와 관련이 있다. 햇빛을 쬐면 뇌에서 기분 좋게 만드는 역할을 하는 세로토닌의 양이 증가한다. 그러므로 낮 시간 동안 해가 있는 바깥에서 활동하면 좀 더 밝고 긍정적인 기분이 만들어진다.

우울증을 치료하기 위한 햇빛 치료 요법에는 인공 태양광이 사용된다. 이때 쓰이는 빛 상자는 자연스러운 햇빛의 효과를 흉내 낸 것이다. 이 요법은 생화학적 변화를 일으켜 우울증 증세를 완화시킴으로써 기분을 좋게 만드는 것으로 보인다. 비타민 D의 유익한 효과를 얻을 수 있는 또 다른 방법은 일광욕이다. 많은 사람들이 일광욕을 하면 스트레스를 감소시키고 긴장을 풀어주는 효과가 있다고 말한다.

미국에서 진행된 연구에서는 운동 프로그램에 일광욕을 추가했을 때, 실험 대상자들은 체력 검정에서 19%나 증가한 성과를 보여주었다고 한다.

비타민 D는 칼슘 항상성을 유지하고 골밀도를 개선하여 골절 위험을 감소시키는 것으로 여겨왔다. 지금까지 발표된 연구 결과들을 검토해보면 비타민 D는 근력과 근기능을 강화하고, 넘어져서 골절을 유발할 수 있는 상황을 감소시키는 것으로 보인다.

연구원들은 평균연령이 71세인 60세 이상의 남녀 4100명을 대상으로 비타민 D 수치와 근력 및 근기능 사이의 연관성을 조사했다. 실험 참가자들의 비타민 D 수치를 측정한 뒤 그 수치에 따라 다섯 개의 그룹으로 나누었다. 참가자들의 활동성에 따라서도 분류가 이뤄졌다. 약 75%가 활동적인 것으로 분류되었는데, 이는 그들이 쉬지 않고 약 1.6km를 걷고, 수영이나 조깅, 사이클 등의 운동을 한다는 것을 의미한다. 그렇지 않은 것으로 분류된 나머지 4분의 1의 실험 참가자들은 비활동적인 것으로 분류되었다. 연구원들은 또한 칼슘 섭취량, 성별, 연령별, 인종 및 민족에 따라서도 실험 참가자들을 분류했다.

조사원들은 8걸음 테스트와 반복적으로 앉았다 일어나는 테스트를 통해 대상자들의 운동 기능을 평가했는데 더 짧은 시간에 테스트를 완료한 실험 대상자는 근력과 근기능이 더 좋은 것으로 평가되었다.

비타민 D 수치가 상위 20%에 드는 실험 대상자들은 8걸음 테스트에서 하위 20%의 실험 대상자들보다 평균 5%, 즉 0.27초 단축된 시간에 실험을 마쳤다. 앉았다 일어나는 테스트에서는 상위 20%의 실험 대상자들이 하위 20%의 실험 대상자들에 비해 평균 3.9%, 즉

0.67초 단축된 시간에 실험을 마쳤다.

이를 토대로 연구원들은 비타민 D 수치가 높을수록 운동 기능이 좋은 것으로 평가했다. 또 연구원들은 활동적인 그룹과 비활동적인 그룹 모두에서 비타민 D 수치가 높을수록 근골격 기능이 더 우수한 것으로 요약했다. 그들은 활동적인 그룹과 비활동적인 그룹 모두에 비타민 D 보충제가 운동 기능을 개선시키는 데 도움이 될 것으로 결론지었다.

다른 연구에서는 자외선을 쬐는 사람들이 그렇지 않은 사람들에 비해 감기에 걸릴 가능성이 50% 감소한다는 사실을 입증했다. 자외선, 즉 햇빛을 쬐는 사람의 면역 체계는 지속적으로 높은 효율성을 유지한다.

또한 겨울 동안 추가로 자외선을 쬐는 어린이들은 신체적 능력이 눈에 띄게 개선된다는 사실이 밝혀졌다. 예를 들어 따뜻한 지역으로의 여행은 겨울 동안 면역 체계의 균형을 유지하는 데 도움이 된다.

제13장

햇빛을 '위험하게' 만드는 것은 무엇인가

햇빛은 각자의 몸에서 필요로 하는 영양소들로 균형 잡힌 식사를 하는 사람들에게 가장 유익하다.

인간의 몸은 모든 생명 활동과 성장, 세포와 조직의 재생 및 유지에 필요한 에너지를 공급하기 위해 음식을 필요로 한다. 필요한 영양소는 연령과 성별 그리고 사는 지역에 따라 다르다. 균형 잡힌 식단이란 필요한 열량, 미네랄, 비타민 그리고 다른 영양소들이 적절히 균형을 이루도록 다양한 형태의 식품으로 구성되어 있고 일정 시간 동안 음식을 먹지 않아도 견딜 수 있을 만큼 대비되어 있는 식단을 말한다. 균형이 잘 잡힌 식단으로 규칙적인 식사를 하고 이상적인 체중을 유지하는 것은 정서와 신체의 건강을 지키는 결정적인 요소들이다.

물을 기본으로 하는 음료를 통한 수분 섭취 역시 건강을 위해 매우 중요하다. 물은 신장과 소화기관이 올바른 기능을 수행하는 데 반드시 필요하다.

지방과 가공식품으로 가득한 저질 식단은 그 음식을 먹는 사람이 햇빛 화상이나 기타 손상에 취약하도록 만드는 경향이 있다. 일광욕이 위험한 것은 미국인의 일반 식단처럼 지방만 많고 채소와 통곡물 그리고 신선한 과일이 부족한 식단으로 식사하는 사람들에게만 해당된다.

피부암 환자를 대상으로 한 2년에 걸친 실험에서, 저지방 식단으로 꾸준히 식사한 환자는 식단의 변화가 없는 환자에 비해 병변이 눈에 띄게 감소했다.

이전 세기에 햇빛요법을 사용한 사람들은 태양의 혜택을 극대화할 수 있는 식단을 크게 강조했다. 유명한 햇빛요법 시술자인 롤리에(Rollier) 박사도 건강한 음식이 치료의 큰 부분을 차지한다고 주장하면서, 영양이 결핍된 피부보다는 영양 공급이 잘된 피부가 햇빛에 더 잘 반응한다고 말한다.

산성 강한 식품이 많고 기본적으로 자연에서 만들어진 것이 아닌 가공식품과 정제된 지방 혹은 그것들이 들어간 식품으로 구성된 식단으로 식사하는 사람들에게는 일광욕이 오히려 해로울 정도로 건강한 식단은 엄청나게 중요하다.

알코올, 담배 그리고 증상 억제용 약물이나 환각제처럼 미네랄과 비타민을 파괴하는 물질들 역시 피부가 자외선에 매우 취약하도록 만들 수 있다.

사람들이 멀쩡한 식품에 열심히 품을 들여 영양소가 거의 없는 '정크(쓰레기)' 식품으로 만드는 것은 정말 이해할 수 없는 일이다. 인간은 보편적으로 인생의 가능한 모든 길 중에서 가장 편한 길을 선택하는 것으로 보인다. 새로운 세대가 추구하는 안락함과 편리함은 게으름의 다른 말이고, 우리는 여전히 시간과 에너지를 낭비하면서까지 식품을 '정제 · 가공'하는 불필요하고 쓸모없으면서 복잡한 공정을 통해, 그 자체로 자연스럽게 이용할 수 있는 식품을 건강에 해로운 무언가로 만들고 있다. 인간은 왜 이처럼 스스로 어려운 문제를 만들어내는 것일까?

계속해서 증가하는 피부암 발병 위험과 단백질, 동물성 지방, 정크푸드, 청량음료, 식물유, 경화유, 동물성 · 식물성 쇼트닝 그리고 유제품 등으로 구성된 식단 사이의 연관성이 거듭 밝혀지고 있다. 고지방 식품을 섭취하고 많은 시간을 햇빛 아래에서 지내는 것은 아주 나쁜 조합이다.

우리 몸은 음식에 들어 있는 건강하지 못한 지방(기름)에만 노출되어 있는 것이 아니다. 우리가 사용하는 선탠오일과 스킨로션에도 매우 안 좋은 기름이 포함되어 있다. 위험한 것은 자외선이 몸에 있는 지방과 반응하여 '자유라디칼'을 만들어낸다는 점이다. 이렇게 만들어진 자유라디칼은 정상적인 세포에 손상을 입히고 암성 세포로 변화시킨다.

이런 사실을 폭로하면 어떤 사람은 햇빛을 위험한 것으로 이해할 수도 있겠지만, 진짜 범인은 지방만 가득하고 신선한 영양소와 항산화 물질이 부족한 식단이다. 우리를 단두대로 끌고 가서 형을 집행하는 것은 바로 이 같은 무분별한 식단이다. 햇빛은 이런 시스템의 한 구성원일 뿐이다.

여러분이 과일, 채소 그리고 통곡물이 풍부한 식단으로 식사를 한다면 풍부한 영양과 항산화 물질 그리고 무시무시한 자유라디칼의 형성을 예방할 수 있는 식물성 물질들을 섭취하게 되는 것이다. 신선한 식물성 식품은 여러분의 몸에 활력과 에너지를 불어넣어 햇빛에 노출되어도 위험하지 않게 해준다. 항산화 물질은 여러분의 피부가 햇빛에 의해 너무 빠르게 화상을 입지 않도록 보호해준다. 또 이러한 식품들은 조로(早老)를 방지하기도 한다.

좋지 못한 식습관을 제외하더라도, 여러 가지 현대 의약품들 역시 태양을 친구에서 적으로 만드는 일에 책임이 있다.

약은 피부를 비정상적으로 햇빛에 예민하게 만들 수 있는데, 소위 '약물 유발성 광과민증' 같은 것들이 바로 그것이다. 이런 증상을 유발하는 약들이 바이러스 항생제, 경구 피임약, 항히스타민제, 항우울제 그리고 비타민 A 유도체인 레티노이드처럼 일반적으로 사용되는 의약품이다.

약물 유발성 광과민증이란 화학물질과 빛의 결합으로 피부 질환이 생기는 것을 의미한다. 화학물질이나 빛 중 한 가지에만 따로 노출되는 것으로는 이런 증상을 잘 일으키지 않는다. 하지만 해당 화학물질의 광활성화가 일어나면 하나 혹은 여러 가지 피부 질환이 생길 수 있다. 여기에는 광독성(光毒性) 반응, 광알레르기 반응, 편평태선양(扁平苔癬樣) 반응, 가성(假性) 포르피린증 그리고 아급성(亞急性) 피부 질환 등이 포함된다. 광과민증 반응은 합성 의약품이나 조제 의약품에 의해 일어날 수 있다.

UVB 자외선 영역의 파장(290~320nm)을 갖고 있는 빛도 광과민증을 유발하지만, UVA 자외선 영역의 파장(320~400nm)을 갖고 있는 빛이 약물 유발성 광과민증 반응을 유발하기 쉽고, 화학물질에 따라서는 자외선 영역의 빛도 약물 유발성 광과민증 반응을 유발한다.

광독성 반응은 광활성화된 화학물질이 세포막을 손상시키고 경우에 따라서는 DNA를 손상시킴으로써 나타난다. 그에 반해 광알레르기 반응은 광활성화된 화학물질에 대한 세포성 면역 반응이다. 광독성 반응은 많은 양의 화학물질과 햇빛에 노출되었을 때 대부분의 사람들에게 나타나는 반응이다. 이 반응은 일반적으로 심한 햇빛 화상처럼 나타난다. 광알레르기 반응은 알레르기성 접촉피부염과 유사하고 햇빛이 직접 노출된 부위에 제한적으로 나타난다. 하지만 반응 정도가 심각하거나 오래 지속되면 피부의 넓은 범위로 확대될 수 있다.

광알레르기 반응은 화학물질과 햇빛 모두에 노출된 사람들 중에서 소수에게만 나타난다. 따라서 광독성 반응만큼 일반적이지는 않다. 광알레르기 반응을 이끌어내는 데 필요한 약물의 양은 광독성 반응을 이끌어낼 때 필요한 약물의 양에 비해 상당히 적다. 게다가 광알레르기 반응은 세포성 면역 반응이므로, 종종 약물과 햇빛에 노출된 후 24시간에서 72시간이 지난 다음 나타나기 시작한다. 이에 반해 광독성 반응은 대개 햇빛에 노출되고 나서 몇 분 혹은 몇 시간 안에 나타난다.

광독성 반응은 광알레르기 반응에 비해 상당히 일반적으로 나타나는 반응이다.

400여 개의 약이 광과민성 반응과 광알레르기 반응을 나타내는 원인으로 알려져 있다. 여러분이 지금 복용하고 있는 약이 광과민성 반응을 나타내는 약인지 정확히 알 수 없다면, 의사나 약사와 상의하기 바란다.

광독성 반응과 광알레르기 반응 모두 얼굴, 목, 손등, 팔뚝과 같이 햇빛에 직접 노출된 피부에서 나타난다. 몸의 넓은 부위에 걸쳐 심한 반응이 나온다면 침투성 광과민제 복용을 의심할 수 있고, 국부적으로 반응이 나타날 때는 그 부위에 사용된 광과민제가 원인이라는 것을 의미한다.

피부에 나타날 수 있는 광독성 반응

- 급성 광독성 반응은 종종 몇 분 내지 몇 시간 동안 햇빛에 노출되었을 때 홍반과 부종을 동반한 지나친 햇빛 화상 반응의 형태로 나타난다. 반응이 심할 경우에는 물집이 잡히기도 한다. 병변이 치유되는 과정에서 색소침착이 과다하게 생기는 것이 일반적이며 몇 주 내지 몇 개월이 지나야 없어진다. 지나친 햇빛 화상 반응의 형태로 만성 광독성 반응이 나타날 수도 있다.
- 피부에 나타나는 광독성 반응 중에서 덜 일반적인 것으로는 색소 변화가 있다. 회청색 색소는 아미오다론(amiodarone), 클로르프로마진

(chlorpromazine) 그리고 삼환계 항우울제(tricyclic antidepressant)와 같은 약물들과 관련이 있다.

- 광독성 반응을 일으키는 약물은 햇빛에 노출된 피부 부위에 편평태선(扁平苔癬, 피부와 점막에 특징적인 작은 발진과 가려움증을 동반하는 염증성 피부 질환—옮긴이)과 유사한 형태의 질환을 일으키는 원인이 될 수 있다

피부에 나타날 수 있는 광알레르기 반응

- 광알레르기 반응은 대개 예민한 피부를 가진 사람이 햇빛에 노출된 이후 24시간 내지 48시간이 지난 뒤 일반적으로 가려움증을 동반한 습진의 형태로 나타난다. 심한 경우에는 홍반과 물집이 함께 나타나기도 한다.

다시 잘못된 식단으로 돌아가서, 이제 어떤 식품이 가장 위험한 것인지 알아보자. 정제된 식물성 오일, 마요네즈, 샐러드드레싱 그리고 대부분의 마가린과 같은 정제 식품과 비타민 E가 부족한 식품에 들어 있는 다가불포화지방산은 피부암을 비롯해 대부분의 암을 일으키는 특별히 높은 위험을 갖고 있다.

여러 연구에 의하면 지방을 과다 섭취했을 때 피부암 병력을 갖고 있는 사람들에게 편평상피암을 일으킬 위험이 매우 큰 것으로 알려져 있다.

피부암 병력을 갖고 있는 사람들은 피부에 너무 많은 햇빛이 노출

되는 것을 피하고 지방 섭취를 줄이는 것으로 도움을 받을 수 있다.

이비벨(Ibiebele)과 그의 동료들은 25세에서 75세 사이의 남성 457명, 여성 600명의 식단을 연구했다. 연구원들은 그들이 먹는 육류에 들어 있는 포화지방, 단순불포화지방, 다가불포화지방의 양과 조리 방법 등을 분석했다. 조사 대상 남녀는 아열대 기후로 자외선이 강한 오스트레일리아 북동부 퀸즐랜드 남부어(Nambour)에 사는 사람들이었고, 연구원들은 《국제암저널(*International Journal of Cancer*)》에 연구 결과를 발표했다. 11년간 진행된 연구 기간 동안, 실험 참가자 중 267명에게서 664건의 피부 기저세포암이 발생했다. 이들을 제외한 또 다른 127명의 남녀에게서는 총 235건의 편평상피암이 발생했다. 그리고 피부암 병력을 갖고 있던 실험 참가자들 중 지방을 과다 섭취한 사람들은 편평상피암이 발병할 위험이 두 배 이상 높았다. 연구원들은 이 결과가 "다수의 다른 논문에서 나온 결과들을 뒷받침했으며, 피부암 병력이 있는 사람들은 과다한 지방 섭취로부터 아무런 혜택도 얻지 못했다"고 언급했다.

오스트레일리아에서는 1974년 이후 다가불포화지방 섭취량 증가가 악성 흑색종의 급속한 확산을 일으킨 것으로 비난받고 있다. 우리들은 햇빛이 그 원인인 것으로 알고 있었다. 오스트레일리아 사람들이 50여 년 전에 비해 햇빛에 더 많이 노출되고 있는가? 절대 그렇지 않다! 그들이 달라진 것은 더 많은 다가불포화지방을 섭취한다는 점이다. 질병의 희생자들은 피부 세포에 더 많은 양의 다가불포화지방을 갖고 있는 것으로 밝혀졌다. 다가불포화지방은 태양으로부터 오는 자외선에 의해 쉽게 산화되어 해로운 자유라디칼을 형성하고 세포의 DNA에 손상을 입힌 다음 우리가 암이라고 부르는 질병을 만들어낸다. 그에 반해 포화지방은 자외선에 안정적이다. 포화지방은 자외선을 만나도 산화되거나 자유라디칼을 만들지 않는다.

가공되지 않고 압착 분리된 오일에는 두 가지 형태의 지방이 모두 있으며 오일에 따라 그 비율이 다르다. 이런 오일에 들어 있는 두 가지 지방은 모두 몸에 유익하다. 예를 들어 참기름에는 50%의 다가불포화지방과 50%의 단순불포화지방이 들어 있다. 만약 정제 과정을 통해 단순불포화지방이 제거되면, 다가불포화지방의 반응성이 높아져서 세포에 손상을 입힌다. 이러한 현상의 원리는 쉽게 이해할 수 있다. 다가불포화지방은 단순불포화지방에 비해 과산화 반응(산패)에 훨씬 취약하다. 다시 말해서 다가불포화지방은 활성산소를 빠르게 끌어들여 산화가 되는 것이다. 활성산소는 산소 분자가 전자를 잃었을 때 만들어진다. 전자를 잃은 산소 분자인 활성산소는 반응성이 매우 높다. 이들 자유라디칼은 다른 분자와 쉽게 결합하고 세포와 조직 및 장기를 손상시킨다. 활성산소 등의 자유라디칼은 정제유, 다가불포화지방 등이 햇빛에 노출되었을 때 쉽게 만들어진다. 또한 자유라디칼은 오일을 섭취한 다음 조직 내에서도 만들어진다.

산소는 생명을 유지하기 위한 필수적인 원소이지만 본질적으로 우리의 생명을 위협하는 존재이기도 하다. 우리는 이를 '산소의 역설'이라고 부른다.

산소는 세포 내에서 에너지를 생산하는 정상적인 대사 과정에 반드시 필요하고 활성산소가 만들어지는 과정에도 사용된다. 우리 몸은 숨을 쉴 때마다 자유라디칼을 만든다. 다가불포화지방을 섭취하면 몸 안에 자유라디칼의 부담을 증가시킬 뿐이다.

자연에서 자유라디칼은 사과나무에서 익은 사과가 떨어지게 만들고, 땅속의 다 자란 감자를 갈색으로 변하게 만드는 역할을 하는 물질이다. 또한 자유라디칼은 육류의 지방이 산패하는 원인이 되기도 한다.

자유라디칼은 불완전하고 불안정한 상태의 분자들이다. 산소 분자, 지방산 그리고 아미노산은 생명체의 몸을 만드는 주요 재료들이다. 정상적인 분자는 전자를 쌍으로 갖고 있다. 이런 분자들이 전자를 하나 잃으면 자유라디칼이 된다. 자유라디칼은 균형을 잃은 분자로, 다른 분자와 반응하려는 성질이 매우 강하다.

자유라디칼은 잃어버린 전자를 다시 채우기 위해 다른 분자로부터 전자를 빼앗고, 전자를 빼앗긴 희생자(다른 분자)는 손상을 입고 그 자신이 자유라디칼이 된다. 전자를 뺏고 빼앗기는 연쇄반응을 일으키는 것이다. 이 자유라디칼들이 항산화제에 의해 빠르게 중성화되지 않으면 더 많은 자유라디칼을 만들거나 세포막, 혈관 벽, 단백질, 지방, 심지어 세포핵의 DNA를 손상시키는 원인이 되기도 한다. 자유라디칼에 의한 세포 손상을 산화 스트레스라고 부른다. 과학적 연구를 통해 70가지가 넘는 만성 퇴행성 질환이 산화 스트레스, 즉 자유라디칼에 의한 세포 손상 때문이라는 사실이 밝혀졌다.

자유라디칼은 세포벽에 달라붙어 DNA를 변형시킴으로써 세포가 제 기능을 수행하지 못하게 만든다.

산화 스트레스는 잠재적으로 우리의 모든 보호 시스템을 무력화시켜 만성 퇴행성 질환을 일으킬 수 있다. 손상된 단백질, 지방, 세포막 그리고 DNA 구조가 제대로 치유되지 못하면, 세포의 기능에 더 큰 문제를 일으킨다. 세포핵 내에서 일어나는 돌연변이는 암을 일으킬 수 있다.

손상을 입은 지질(脂質)은 세포막을 단단하게 만든다. 산화된 콜레스테롤은 종종 동맥을 경화시키고 제대로 수리가 안 된 DNA 사슬은 세포 변이를 일으켜 암과 노화의 원인이 된다.

우리의 면역 체계는 시간이 흐를수록 점점 질병과 감염에 대항할 힘을 잃는다. 따라서 자유라디칼을 생산하는 지방이나 오일을 과도하게 섭취하여 자유라디칼이 넘쳐나지 않도록 세심한 주의를 기울이는 것이 그 무엇보다 중요한 일임을 알 수 있다.

여기서 논의를 더 진행시키기에 앞서, 모든 지방이 다 똑같은 것은 아니라는 사실을 알아야 한다. 일반 대중과 일부 무지한 영양학자들의 오해 중 하나가 모든 지방이 근본적으로 동일하다고 여기는 것이다. 하지만 그것은 사실이 아니다. 정확히 말하면 우리가 피해야 할 특정한 지방이나 오일이 있지만, 그것이 무엇인지를 분명히 구분할 수 있어야 한다. 혼란을 한 번에 종결시키기 위해 그것이 어떤 것들인지 살펴보자.

지방산은 탄소와 수소 원자가 카르복시기산(-COOH)과 특별한 형태로 결합하여 서로 연결되어 있는 구조다. 세 개의 지방산이 글리세롤 분자와 서로 연결되어 있으면 트리글리세리드가 된다.

지질 생화학에서 모든 지방산은 분자 구조에 있는 탄소의 수에 따라 분류되거나 탄소 원자에 몇 개의 수소 원자가 결합되어 있는지에 따라 분류된다. 하나의 탄소에 두 개의 수소 원자가 결합된 지방산은 포화지방산이라고 한다. 수소 원자가 두 개 부족한 지방산은 단순불포화지방산이라고 부르며, 수소 원자가 네 개 혹은 그 이상 부족한 지방산은 다가불포화지방산이다.

모든 지방과 오일은 동물성이든 식물성이든 관계없이 이 세 가지 형태의 지방산이 혼합되어 있지만, 대개는 그중 한 가지 형태의 지방산이 두드러지게 많다.

포화지방은 주로 동물성 지방에 많지만, 팜유나 코코넛오일 등의 일부 식물성 오일에도 많이 들어 있다. 단순불포화지방은 견과류, 아보카도, 올리브오일 그리고 일부 동물성 지방에 많이 들어 있다. 다가불포화지방은 대부분 식물성 오일을 구성하고 있지만, 어유(魚油)나 닭 껍질에도 꽤 많은 양의 다가불포화지방이 포함되어 있다.

지방은 포화도가 높아질수록 화학적으로 더 안정하다. 포화지방이나 단순불포화지방은 제대로 보관하면 쉽게 산패되지 않는다. 또한 이들 지방은 열을 가해도 안정적이어서 가열 조리하기에 적당하다. 하지만 다가불포화지방, 특히 식물성 다가불포화지방은 화학적으로 안정하지 않고 쉽게 산패되며, 심지어 섭취 후 몸속에서도 산패가 일어난다. 다가불포화지방은 상온이나 부드러운 빛에도 취약하여 병에 담긴 채로도 산화가 일어날 수 있다. 그러므로 마트에서 팔리는 모든 식물성 다가불포화지방은 여러분이 그것을 구입하여 집에 가져오는 순간에도 어느 정도 산패가 일어난다고 봐야 한다. 심하게 정제를 하고 탈취를 했기 때문에 냄새나 맛을 느낄 수 없지만, 거기에는 반드시 자유라디칼이 여러분을 공격하기 위해 숨어 있을 것이다.

상온의 선반에 오일을 보관하면 산화는 계속 진행된다. 여러분이 뚜껑을 열어 공기 중의 산소에 노출시키는 순간, 산화는 가속도를 얻는다. 이런 상태의 오일을 빛이 비치는 곳에 놓아두면 산화는 더욱 빠르게 진행된다. 설상가상으로 음식을 조리할 때 이 오일을 사용하면 산화와 자유라디칼 생성을 엄청나게 가속화시키는 결과를 초래할 것이다. 바로 이러한 이유로 다가불포화지방을 식품 조리에 사용해선 안 되는 것이다. 그러나 대부분의 사람들이 매일 이런 일을 하고 있다. 예를 들어 병에 담긴 콩기름을 사서 몇 달씩 선반에 올려뒀다가 음식을 조리할 때마다 마가린과 함께 사용하는 것이다. 햄버거나 감자튀김은 여러분의 몸에 자유라디칼이 넘쳐나게 하는 지름길이다. 이 두 가지 식품은 모두 정제 오일로 조리된다. 이런 식품에 들어 있는 오일은 열을 가하는 과정에서 빠른 산화가 진행되고, 그 결과 조직을 손상시키는 효과가 극대화된다. 오늘날 암, 당뇨, 알츠하이머를 비롯해 자유라디칼과 관련 있는 질병들이 점점 더 빠르게 늘어나는 이유가 바로 여기에 있다. 이러한 질병들을 예방하는 가장 좋은 방법 중 하나는 음식을 조리할 때 다가불포화지방을 사용하지 않는 것이다.

(단순불포화지방을 제거한) 정제 오일에 들어 있는 다가불포화지방은 소화가 잘 안 되고, 따라서 몸에 해롭다. 예를 들어 마가린은 단 하

나의 분자를 제외하면 플라스틱과 동일한 구조를 갖고 있으므로 소화하기가 매우 어렵다.

마가린은 원래 소기름과 우유 그리고 물을 이용해 만들었는데, 이후 제조 방법이 변화하면서 라드(lard, 돼지비계를 정제하여 하얗게 굳힌 것), 고래 기름 그리고 올리브오일, 코코넛오일, 땅콩기름, 면실유 등을 사용하다가 20세기 중반이 되자 대두유와 물의 혼합액이 우유를 대체하게 되었다. 이후 마가린은 식물에서 나온 값싼 기름만으로 만들 수 있게 되었다. 어떤 것으로 만들었더라도 마가린은 버터와 연관성이 거의 없는 것이다.

1920년대에 산업화된 모든 국가들에서 갑자기 새로운 질병이 '출현'했다. 1940년대가 되자 이 질병은 조기 사망의 가장 큰 원인이 되었는데 아무도 그 이유를 알지 못했다. 1950년대에 미국의 과학자들은 콜레스테롤이 이 질병의 원인일 것이라는 가설을 세웠다. 1953년, 안셀 키즈(Ancel Keys)라는 또 다른 미국인은 7세기 동안 각국에서 소비된 지방의 양과 이 질병의 발생 정도를 비교했는데, 그렇게 해서 나온 것이 식이-심장 가설(Diet-Heart hypothesis)이었다. 이 새로운 질병이 바로 관상동맥성 심장 질환이다.

안셀 키즈는 심장마비의 위험을 감소시키기 위해선 식물성 오일과 마가린 섭취를 줄여야 한다고 권고했다. 하지만 포화지방이 콜레스테롤 수치를 증가시키는 반면 불포화지방을 다량 함유한 식물성 오일은 혈중 콜레스테롤 수치를 떨어뜨리는 경향이 있다는 사실이 밝혀졌다. 그리고 바로 그때, 높은 콜레스테롤 수치가 심장마비의 위험을 증가시킨다는 것이 다수의 의견이었다. 이제 콜레스테롤은 심장마비의 주범이 되었다. 1982년 미국에서 시작된 '현명한 식단(prudent diet)' 그리고 2년 뒤 영국에서 시작된 '건강한 식단'의 출현으로 우리 식단에 올라오는 지방의 형태가 극적으로 변하기 시작했다. 우리는 버터나 라드처럼 포화지방의 함량이 높은 동물성 지방은 반드시 피해야 하고, 다가불포화지방이 많이 들어 있는 식물성 마가린과 식용유를 사용하는 것이 더 좋다고 교육받았다. 이제 마가린에는 버터에 필적할 만한 값어치가 매겨진다. 예를 들어 나무껍질을 원료로 만든 베네콜(Benecol)이라는 제품은 버터보다 상당히 비싼 가격에 팔린다.

마가린은 정말 천연식품인가?

마가린을 만들 때 쓰이는 다가불포화지방은 일반적으로 해바라기씨, 면화씨 그리고 대두와 같은 식물성 원료에서 얻는다. 마가린을 천연식품이라고 생각하는 것은 이런 이유 때문이다. 하지만 대중의 선택은 천연식품이 결코 아닌, 많이 가공된 형태의 마가린이나 오일을 강요한다.

1989년, 페리에의 미네랄워터에는 석유를 원료로 만든 용매로 암의 원인이라고 알려진 벤젠이 평균 14ppb(1ppb는 10억분의 1—옮긴이) 들어 있는 것으로 밝혀졌다. 이것은 페리에가 슈퍼마켓 진열장에서 사라지도록 만들기에 충분한 양이었다. 마가린을 만들 때 제일 첫 번째 공정은 씨앗에서 오일을 추출하는 것이고, 이때 사용되는 것 역시 석유를 원료로 만든 용매다. 이 용매는 대부분 오일을 가열하는 다음 단계에서 제거되지만, 10ppm(1ppm은 100만분의 1—옮긴이) 정도의 용매는 여전히 제품에 남아 있게 된다. 이것은 14ppb에 비해 700배 이상 많은 양이다.

이 오일은 이후 탈검(degumming, 기름 중의 인지질을 주성분으로 하는 검 상태 물질 및 콜로이드 상태의 불순물을 제거하는 과정—옮긴이), 표백, 수소 첨가, 중화, 분별, 탈취, 유화, 에스테르 교환 등 열 가지 이상의 추가 공정을 거친다. 이 공정들 중에는 가성소다(수산화나트륨) 용액과 함께 암을 일으키는 금속으로 알려진 니켈을 촉매로 사용하여 섭씨 140~160도 정도로 가열하는 열처리도 포함된다. 이 과정에서 최대 50ppm의 니켈이 제품 속에 잔류하고, 부틸레이티드 하이드록시 아니솔(Butylated Hydroxy Anisol) 같은 산화방지제도 추가된다. 이런 산화방지제 역시 대부분 석유를 원료로 해서 만들어지고 암을 일으키는 원인으로 널리 알려져 있다.

오일을 고체화시켜 딱딱하게 만드는 수소 첨가 공정에서는 자연에서 거의 찾아볼 수 없는 트랜스지방산이 만들어진다.

열처리 과정 하나만으로도 마가린을 영양학적으로 부적당한 식품으로 만들기에 충분하다. 엄청난 화학 처리를 거치고 자연 상태가 아닌 지방을 첨가한 최종 생성물을 천연식품이나 건강식품으로 부르기는 매우 어려울 것이다.

다가불포화지방과 정제 오일은 반드시 피해야 할 것들이고, 더 건강한 단순불포화지방과 포화지방을 선택해야 한다는 것은 틀림없는 사실이다.

올리브오일은 기본적으로 단순불포화지방이고 다가불포화지방에 비해 안정적이어서 사용하는 데 아무런 문제가 없다. 올리브오일은 대부분 샐러드와 낮은 온도로 조리하는 음식에 주로 쓰이는데, 사용한 다음에는 냉장고에 보관해야 하고, 개봉 후에는 한 달 안에 모두 사용하는 것이 좋다.

낮은 온도와 높은 온도의 조리에 모두 사용할 수 있는 유일한 지방은 라드유(油), 버터 그리고 코코넛오일이다. 이들 지방에는 많은 양의 천연 항산화 물질이 들어 있는데, 이것이 이들 지방을 자유라디칼에 의한 산화로부터 안전하게 만들어준다. 또한 이들 지방은 소화도 잘된다. 라드유는 발연점(가열된 기름이 연기를 내고 불쾌한 냄새를 내면서 음식의 맛을 변하게 하는 단계—옮긴이)이 높아 고온에서 사용하기에 적당하다. 코코넛오일에는 포화지방이 가장 많이 들어 있어서 모든 종류의 조리에 사용할 수 있다. 또한 코코넛오일은 열에도 매우 안정적이지만, 상대적으로 낮은 발연점을 갖고 있다.

포화지방에는 여러 가지 필수영양소와 물질들이 들어 있다. 예를 들어 버터에는 핵심적인 항산화 물질이면서 항암 물질인 셀레늄을 비롯한 여러 가지 미량 원소가 풍부하게 들어 있다. 여러 연구를 통해 셀레늄이 부족할 때 암과 심장 질환이 발병할 위험이 증가한다는 사실이 입증되었다. 또한 버터에는 모든 지용성 비타민이 포함되어 있고, 특히 버터에 들어 있는 비타민 A와 비타민 D는 항산화 물질이면서 암을 예방하는 효과를 갖고 있다. 게다가 버터에는 두 가지 지방산이 많이 들어 있는데, 낙산(butryc acid)과 라우르산(lauric acid)이 바로 그것이다. 이 두 지방산은 모두 항진균성, 항균성 그리고 항발암성 물질이다(코코넛오일과 팜핵유 그리고 로케포르 치즈에도 상당량의 라우르산이 포함되어 있다). 또한 버터는 최근 들어 많은 주목을 받고 있는 지방산인 짝산(conjugated acid)과 리놀레산(linoleic acid)의 가장 훌륭한 공급원이기도 하다.

코코넛오일 역시 매우 좋은 기름이다. 굽는 요리에 많이 사용되는 코코넛오일에는 라우르산이 많이 들어 있다. 라우르산은 섭취 후 장내에서 모노라우린으로 변환되며, 모노라우린은 강력한 항진균성, 항바이러스성 그리고 항균성 물질이다. 또한 코코넛오일에는 카프릴산도 들어 있는데, 이것 역시 강력한 항진균성 물질이다. 최근의 연구결과에서는 코코넛오일이 면역 체계를 자극하고 에이즈 바이러스에 감염된 사람들에게 도움이 된다고 알려졌다.

불포화지방의 미묘한 위험과 그 같은 문제에서 빠져나오는 방법을 공부한 다음에는, 이러한 지방을 완전히 제거하는 방법을 원하게 될 것이다. 모든 식물에는 불포화지방이 들어 있다. 심지어 우리가 구입해서 먹는 육류에도 30% 정도의 불포화지방이 들어 있는데, 가축을 사육할 때 불포화지방이 많은 대두와 옥수수를 사료로 사용하기 때문이다.

과일과 생과일주스를 제외한 모든 식물성 식품에는 불포화지방이 들어 있기 때문에, 불포화지방을 전혀 먹지 않는 것은 불가능한 일이다. 하지만 식물에는 섬유질이 들어 있어 지방이 몸 안에서 화학적 분해를 통해 독성이 나타나는 것을 어느 정도 방지해준다.

일부 다가불포화지방은 사실 몸에 필요한 지방인데, 소위 필수지방산이라고 불리는 지방이 바로 그런 것들이다.

리놀렌산(오메가3 지방산의 일종)과 리놀레산(오메가6 지방산의 일종)은 필수지방산이다. '3'과 '6'이라는 숫자는 지방산 분자 구조에서 첫 번째 이중결합이 어디에 있는지를 나타낸다. 예를 들어 오메가3 지방산에서 첫 번째 이중결합은 세 번째 탄소 원자에서 나타난다. 몸은 필수지방산으로 다른 오메가3 지방산과 오메가6 지방산을 만들고 대사 기능을 수행하기 위해 프로스타글란딘이라는 유사 호르몬 물질을 만든다. 과거에 인간은 리놀렌산과 다른 오메가3 지방산 그리고 리놀레산과 다른 오메가6 지방산을 균형 있게 섭취했는데, 그것은 이 두 지방산이 똑같이 중요하기 때문이었다(리놀렌산과 오메가3 지방산은 주로 치아시드, 냉수성 어류, 호두, 달걀, 아마씨 오일, 암녹색 잎줄기채소, 대구 간유 그리고 일부 통곡물에 들어 있고, 리놀레산과 오메가6 지방산은 주로 채소에 많이 들어 있다). 이들 두 지방은 독성 때문에 너무 많이 먹지는 말아야 한다. 또한 인간과 동물은 필수지방산이 부족할 때 올레산과 팔미톨레산으로 불포화지방산을 합성하는 불포화 효소를 갖고 있다.

영양학자 에니그(Enig) 박사는 인류가 지난 천 년 동안 거의 항상 불포화지방보다는 포화지방을 더 많이 섭취했다고 말한다. 과거에 요리를 할 때 주로 사용하는 기름은 동물성 기름이나 열대 지방의 코코넛오일이나 팜유처럼 추출하기 쉬운 기름이었다. 당시 사람들은 오늘날처럼 옥수수에서 오일을 추출할 만한 능력을 갖고 있지 않았다. 하지만 사람들이 먹는 음식에 이 식물들이 포함되어 있기 때문에 자연스럽게 필수지방산을 섭취할 수 있었다. 이것이 역사적으로 필수지방산을 섭취하는 방식이었다. 다시 말해서 우리 조상들이 그랬던 것처럼 식단에 더 많은 포화지방을 포함시키고 가공된 식물성 오일이 아닌 자연식품으로부터 필수지방산을 얻는 것이 가장 좋은 방법이다.

여러분은 포화지방산을 많이 섭취하면 심장 질환에 걸릴 위험이 증가하는 것이 아닐까 하고 궁금하게 여길지 모르겠다. 그런 궁금증을 갖는 것이 당연하다. 하지만 에니그 박사는 그렇지 않다고 답한다. 포화지방과 콜레스테롤이 포함된 식단이 심장 질환을 일으키거나 동맥을 막히게 만든다는 생각은 완전히 틀린 생각이다. 실제로 여러 연구에서 동맥 혈전은 대부분 불포화지방, 특히 다가불포화지방으로 구성되어 있다는 것이 입증되었다.

사실 우리 몸은 필수지방산을 적절히 사용하기 위해 포화지방을 필요로 한다. 또한 포화지방은 동맥을 손상시키는 혈중 리포단백질 A 수치를 떨어뜨리고 뼈에서 칼슘을 적절히 활용하는 데 유용하다. 포화지방은 면역 체계를 자극하기도 한다. 포화지방은 콜레스테롤처럼 심장과 다른 필수 장기가 선호하는 식품으로 세포벽의 구조적 안정성을 증가시킨다.

화학적인 공정을 통해 만들어지는 또 다른 형태의 '지방산'이 있다. 트랜스지방산이라고도 불리는 이것은 특이한 화학적 구조 때문에 우리 몸에서 사용할 수 없는 불포화지방이다. 트랜스지방은 액체 상태의 식물성 오일에 니켈 촉매의 도움을 받아 강제로 수소 원자를 주입시켜 고체화한 것이다. 오일과 지방을 제조하는 산업에서 트랜스지방을 생산하기 위해 수소 첨가 공정을 이용하는데, 트랜스지방은 다음과 같은 이유 때문에 다른 어떤 오일보다 몸에 해롭다. 즉 수소 첨가 공정에서 높은 열을 사용하고, 니켈·아연·구리와 같은 반응성 금속을 사용하며, 수소 기체를 사용하기 때문이다. 시각적 측면에서 수소가 첨가된 지방은 상온에서 고체 상태라는 점 때문에 포화지방과 유사하다. 하지만 우리 몸은 독성 물질에 반응하는 것과 동일한 방식으로 트랜스지방에 반응한다. 트랜스지방은 몸에서 비타민 E와 다른 항산화 물질에 대한 요구량을 증가시키는 독성 물질일 뿐만 아니라, 면역 체계를 심각하게 억누르기도 한다. 트랜스지방이 고체 상태이고 정제 과정을 통해 안정화되어 있기는 하지만, 분자 수준에서 보면 전혀 다른 모습을 하고 있기 때문에 이것을 몸에서 이용할 수 없다. 기본적으로 분자 구조의 결합을 모두 이중결합으로 만들기 위해 수소를 첨가하는 화학적 공정이 지방을 고체화시켜 버터와 유사한 모습으로 만들지만, 그 이중결합은 있어서는 안 되는 결합이다. 이처럼 자연에서 찾아볼 수 없는 지방은 여러모로 몸에 해롭다. 웨일스에서 수행된 연구에서는 인공적인 트랜스지방이 몸에 축적되는 것과 심장 질환에 의한 사망률이 증가하는 것을 연관시켜 설명했다.

트랜스지방이라는 이름의 가짜 지방은 카놀라유, 홍화유, 해바라기유, 대두유, 옥수수유와 같은 식물성 오일에서 만들어진다. 또한 이와 같은 식물성 오일이 포함된 마가린, 샐러드드레싱, 마요네즈, 조리용 기름 그리고 여러 가지 가공식품에서도 트랜스지방을 발견할 수 있다. 마가린에는 최대 54%의 트랜스지방이, 식물성 쇼트닝에는 최대 58%의 트랜스지방이 포함되어 있다. 또한 거의 모든 가공식품과 정제 식품, 보존 식품 등에 트랜스지방이 들어 있다.

트랜스지방을 섭취하지 않는 유일한 방법은 가공식품을 절대로 먹지 않고 가공되지 않은 '진짜' 식재료를 구입해 집에서 직접 만들어 먹는 것이다.

식물성 지방이나 오일을 추출할 수 있는 식물은 초식동물과 같은 '포식자'로부터 자신을 보호하기 위해 선천적으로 다양한 독성을 갖도록 진화되어왔고, 이런 식물들의 씨앗에는 여러 가지 독성이 들어 있다. 씨앗에 들어 있는 오일은 위 속에서 단백질을 분해하는 소화효소로부터 자신을 보호하는 역할을 한다.

이들 소화효소는 적절한 소화와 갑상선호르몬 생산, 면역력, 세포 적응성 등을 위해 꼭 필요하다. 따라서 오일을 추출하기 위해 그런 식물들을 사용하는 것은 자연의 이치에 어긋나고, 몸에 매우 해로울 수 있다.

영양학 측면에서 보았을 때, 트랜스지방은 아무런 이득도 없고 잠재적으로 해로울 뿐이다. 미국심장협회(American Heart Association)에서는 하루에 소비하는 열량의 1% 미만으로 트랜스지방을 섭취해야 한다고 권고하지만, 가장 좋은 것은 트랜스지방을 완전히 피하는 것이다.

미국의 여러 연구센터에서는 동맥경화를 완화시키는 식단을 개발해왔다. 일부 정부 당국에서는 이 같은 식단이 심장 질환, 충수염, 게실병, 담석증, 고혈압, 하지정맥류, 심부정맥 혈전증, 폐색전증, 치핵, 암, 대장염, 비만 등을 예방하는 데 큰 효과가 있는 것으로 믿고 있다.

이 식단은 매우 자연스러울 뿐 아니라 채식주의자의 식단과 닮아 있다. 또한 이 식단에는 지방과 단백질이 적고 감자, 콩, 옥수수와 같은 복합 탄수화물, 그리고 신선한 과일이나 대부분의 가공되지 않은 식품을 많이 포함하고 있다. 정제된 식품은 들어 있지 않다.

자연의 음식은 식재료를 섬유질 및 비타민, 미네랄과 함께 통째로 섭취하는 것이다. 비타민과 미네랄은 자연식품의 신진대사와 소화를 돕기 위해 존재한다. 자연은 영양소의 조화로운 균형을 유지하기 위해 우리가 식재료를 섬유질 및 비타민, 미네랄과 함께 통째로 섭취하도록 의도했다. 천연 식물에서 다가불포화지방이 추출되면, 우리가 그것을 사용할 수 있도록 사용 목적에 따라 정제와 탈취 그리고 수소 첨가가 이뤄져야 한다. 다시 말해서 자연의 모습이 대부분 사라진다는 의미다.

가공되거나 화학 처리를 한 식품은 자연의 이치에서 벗어난 것들이다. 그런 식품은 수없이 많다. 마트에 가면 통로마다 정제 식품과 가공식품이 넘쳐난다. 물론 가장 일반적인 것은 백설탕과 흰 밀가루다.

1998년에 발행된 미국의 《내과학의학협회지(*Archives of Internal Medicine*)》에 따르면, 다가불포화지방이 여성의 유방암 발병 위험을 69% 증가시킨다고 한다. 이에 반해 올리브오일 등에 들어 있는 단순불포화지방은 유방암 발병 위험을 45% 감소시킨다.

미국 농무부의 조사 자료에 의하면, 오늘날 미국인들이 섭취하는 지방의 총량은 20세기 초에 비해 크게 달라지지 않았으며, 실제로 달라진 것은 섭취하는 지방의 종류라고 한다. 20세기 초반에 미국인들은 포화지방과 단순불포화지방으로 구성된 동물성 지방을 주로 섭취했다. 현대인들은 더 많은 다가불포화지방을 섭취하는 경향이 있는데, 이것이 바로 우리가 고민해야 할 문제다. 1991년에 미국과 캐나다에서 수행된 두 개의 연구에서는, 식물성 오일에서 발견되는 주요 다가불포화지방산이 유방암 발병 위험을 증가시키는 것을 밝혀냈다.

포화지방은 종양을 유발하지 않지만, 다가불포화지방이나 리놀레산이 첨가되었을 때는 유방암의 성장을 크게 촉진시킨다는 사실이 여러 실험을 통해 밝혀졌다. 암의 성장을 촉진시키는 것과 암의 원인이 되는 것은 별개의 문제다. 암의 성장을 촉진시키는 것은 이미 존재하는 암세포의 재생 속도를 증가시키는 것을 말한다.

여러 연구에서 오메가6 리놀레산이 치명적인 지방산으로 드러났다. 옥수수유나 해바라기유처럼 리놀레산이 풍부한 식물성 오일은 종양의 성장을 강력히 촉진시키는 물질이었다.

체세포의 세포벽은 콜레스테롤과 단백질 및 지방으로 만들어진다. 인간의 몸을 구성하는 지방은 대부분 포화지방산과 단순불포화지방산으로 이뤄져 있다. 우리 몸에는 아주 적은 양의 다가불포화지방산이 있다. 세포벽은 혈액으로부터 세포가 필요로 하는 여러 가지 영양소를 통과시켜야 하는 동시에 해로운 병원체가 통과하지 못하는 장벽이 되어야 하므로 매우 안정적이어야 한다. 그런데 많은 양의 다가불포화지방산을 섭취할 경우 콜레스테롤과 체지방의 구도를 변화시킨다. 세포벽은 단단함을 잃고 불안정해지며, 질병과 암에 걸리기 쉬운 상태가 된다.

실험용 생쥐를 이용한 연구에서는 암 환자가 단순불포화지방은 전혀 없고 많은 양의 다가불포화지방이 들어 있는 식품을 섭취했을 때 암이 전이될 위험이 더 커진다는 사실을 밝혀냈다. 연구원들은 다가불포화지방에 들어 있는 리놀레산이 세포막 분리를 증가시키고, 그로 인해 혈액 속에서 순환하던 종양 세포가 혈관 벽이나 멀리 떨어진 다른 기관에 유착될 가능성이 증가한다는 사실을 발견했다. 이 보고서는 많은 양의 다가불포화지방을 섭취할 경우 암이 전이될 위험을 증가시킨다는 이전의 연구 결과들을 뒷받침하는 새로운 증거가 되었다.

스웨덴에서는 40~76세의 여성 6만 1471명을 대상으로 여러 가지 지방 섭취와 유방암 사이의 연관성을 조사하는 연구가 수행되었다. 연구 결과는 1998년 1월에 발표되었는데, 연구에서는 단순불포화지방 섭취량과 유방암 발병률 사이에 역(逆)의 상관관계가, 그리고 다가불포화지방과 유방암 사이에서는 정(正)의 상관관계가 있는 것으로 밝혀졌다. 다시 말해서 단순불포화지방은 유방암을 예방하는 효과가 있고, 다가불포화지방은 유방암 발병 위험을 증가시킨다는 것이다. 포화지방의 경우엔 상관관계가 없다는 결과가 나왔다.

현대인들에게 지방은 금기어가 되었다. 특히 여성들의 경우에는 유방암이나 다른 암을 예방하는 데 도움이 되는 저지방 식단이 권장되고 있다. 버터와 같은 동물성 지방은 지난 수십 년 동안 대중매체로부터 엄청난 공격을 받았고, 비만이나 심장 질환 및 암과 같은 무서운 질병의 원흉으로 비난받았다. 그런 이유로 서구 사람들은 버터나 코코넛오일처럼 포화지방이 대부분인 식품들이 건강에 해로운 것처럼 여기도록 세뇌당해왔다. 마가린이나 여러 가지 식물성 오일과 같은 안전한 지방 식품이 권장되고 대중은 이런 식품을 건강과 웰빙에 결부시켰다.

우리에겐 불행하게도 이러한 주장은 모두 거짓이다. 유방암을 예방하고 경우에 따라서는 그것을 치료하는 측면에서 볼 때, 소위 '나쁜 지방'이 실제로는 좋은 지방이고 '안전한 대용 식품'이라는 것들이 서서히 본모습을 드러내고 있다. 합성 가공식품이 유방암을 비롯한 질병의 원인이었던 것이다.

대표적 마가린 브랜드인 플로라 마가린은 구성 성분의 39%가 리놀레산이고, 다른 브랜드의 다가불포화 마가린 역시 리놀레산의 비율이 이와 비슷하다. 조리용 기름 중에서는 해바라기유의 50% 그리고 홍화유의 72% 역시 리놀레산이다. 이에 반해 버터에는 단지 2%의 리놀레산이 들어 있고, 라드유에는 9%의 리놀레산이 들어 있다.

마가린에 들어 있는 트랜스지방의 심장 질환 유발 위험 때문에 플로라는 1994년에 자사의 마가린에서 트랜스지방을 제거했고 다른 마가린 제조사들도 이를 따랐다. 하지만 이들이 제조하는 마가린에는 여전히 많은 양의 리놀레산이 들어 있다.

언뜻 보기엔 다가불포화지방이 좀 더 해로운 것처럼 보이지만, 이것이 포화지방을 마구 섭취해도 된다는 의미는 아니다. 포화지방이 너무 많은 식단 역시 바람직하지 않다. 포화도가 낮은 오일을 함유한 해바라기유 대신 올리브오일이나 무염 버터를 섭취하는 것이 좋지만, 그렇다고 너무 많이 섭취하는 것도 좋지 않다. 좋은 지방도 적당히 섭취해야 좋다. 그런 좋은 식습관을 갖고 있다면, 흡연이나 다른 중독성 기호 식품을 삼가고 다가불포화지방 섭취를 조절함으로써 활성산소의 파괴에 속수무책으로 당하고만 있지 않을 수 있다. 비정상적인 자유라디칼의 활동에 의해 손상을 입은 조직 세포는 정상적으로 재생되지 않는다. 이것은 면역 체계, 소화계, 신경계 그리고 내분비계와 같은 몸의 주요 기능을 손상시킨다. 제2차 세계대전 이후 정제된 다가불포화지방이 대중들에게 대대적으로 권장되면서 퇴행성 질병이 급격히 증가했는데 피부암도 그중 하나다.

다가불포화지방은 햇빛을 '위험'한 존재로 만들어왔지만, 오늘날처럼 우리가 먹는 식품이 바뀌고 조작되지 않았다면 절대 일어날 수 없는 일이었다.

다가불포화지방으로 가득한 나쁜 식단은 건강에 해롭고 질병을 촉진시키는 것으로 여겨지는 자유라디칼의 폭발적인 증가를 불러왔다. 식단을 조절함으로써 자유라디칼의 맹공격을 약화시키고, 불필요한 다가불포화지방의 섭취를 피하면서 항산화 물질이 풍부한 자연식품을 더 많이 섭취할 필요가 있다. 우리 식단에서 지방과 항산화 물질 사이의 적절한 균형을 찾아야 한다. 그렇게만 하면 자유롭게 문밖으로 나와 마음껏 햇빛을 즐길 수 있을 것이다.

정원에 있는 온갖 색상의 꽃들은 햇빛을 많이 쬐어야 밝게 피어난다. 하지만 그 꽃들이 겨울에 햇빛이 들지 않는 실내에 있으면 생기를 잃는다. 똑같은 원리로 햇빛은 우리의 피부에 색을 입히고 활력을 준다. 누군가 우리에게서 햇빛을 앗아간다면 우리는 창백해지고 무기력해진다. 그것은 몸속도 마찬가지다. 따라서 우리가 해야 할 일은 어린이들이 하루 종일 햇빛 아래 뛰어놀고 집에서 만든 자연의 식품을 먹게 해주는 것이다. 어린이는 젊음과 활력의 본보기이고, 그들의 건강은 햇빛과 올바른 식습관에 달려 있다.

제14장

햇빛 화상의 진짜 원인

다가불포화지방이 포함된 식단으로 식사를 하고 피부가 빨갛게 변할 정도로 자외선에 노출되는 사람은 지방에 들어 있는 리놀레산으로부터 프로스타글란딘(prostaglandin)이라 불리는 유사 호르몬을 생산한다. 프로스타글란딘은 면역 체계를 억제함으로써 종양의 성장에 기여한다.

프로스타글란딘이란 무엇일까?

프로스타글란딘은 지방산을 이용해 효소의 작용으로 만들어진 지질 화합물의 총칭으로, 동물의 몸에서 중요한 역할을 한다. 모든 프로스타글란딘은 20개의 탄소 원자를 갖고 있고 5개의 탄소 고리가 있다. 이것은 '중재자' 역할을 하는 물질로, 평활근의 수축 및 이완을 조절하는 등 다양하고 강력한 생리 효과를 갖고 있다.

태양의 자외선과 다가불포화지방이 포함된 식단의 관계를 조사하는 연구가 수행된 적이 있다. 이 연구는 다음과 같은 과정으로 진행되었다.

털이 없는 실험용 쥐들을 몇 개의 그룹으로 나누고 20%의 지방이 포함된 먹이를 주면서 포화지방과 불포화지방의 구성비를 다르게 한 이 실험은 포화지방으로 수소가 첨가된 면실유를 사용했고, 다가불포화지방인 해바라기유의 양을 0%, 5%, 10%, 15%, 20%로 늘려가면서 빛과 발암성 반응에 대한 조사를 진행했다. 실험 결과, 식단에 포함된 다가불포화지방의 비율이 증가할수록 빛에 대한 발암성 반응이 격렬하게 나타났다. 대부분의 쥐들에게 종양이 발생하도록 10주 동안 자외선을 비추는 기간이 지난 후 총 6개월간 진행된 실험이 끝날 무렵, 종양이 가장 많이 발생한 그룹(15% 혹은 20%의 다가불포화지방 섭취)의 쥐들은 종양이 적게 발생한 그룹(0%, 5%, 10%의 다가불포화지방 섭취)의 쥐들에 비해 접촉과민증(항원이 피부에 접촉할 때 생기는 과민증으로, 항체가 제 역할을 하고 있음을 의미한다—옮긴이)이 눈에 띄게 억제되었다(즉 항체가 제 역할을 하지 못했다—옮긴이). 쥐들에게 강한 자외선을 쬐었을 때, 20%의 포화지방을 공급받은 쥐들은 접촉과민증의 억제가 거의 나타나지 않은 반면, 20%의 다가불포화지방을 공급받은 쥐들의 57%에게선 접촉과민증 억제가 나타났다.

이 연구에서 흥미로운 점은 다가불포화지방을 전혀 공급받지 않은 쥐들은 피부암이 발생하지 않았다는 사실이다. 실제로 포화지방만 공급받은 쥐들은 피부암으로부터 완벽한 보호를 받았다.

그런 쥐들에게 다시 다가불포화지방이 섞인 먹이를 공급하자, 모든 쥐들에게서 피부암이 발생했다.

이 같은 결과는 모든 쥐들에게 암세포의 생성이 시작되지만 다가불포화지방이 없는 먹이를 공급받은 쥐들은 암세포가 종양으로 성장하는 데 방해받았다는 사실을 보여준다. 햇빛에 노출된 후에도 다가불포화지방이 없으면 암 발생이 효과적으로 차단되었다.

잠재적인 암세포가 더 성장하거나 혹은 성장을 멈추게 조절하는 것이 무엇인지를 알아내려는 실험들이 계속되었고, 그 결과 암세포의 발생은 다가불포화지방을 이용해 만들어지는 프로스타글란딘에 의해 결정되고 프로스타글란딘이 부족하면 종양이 성장하지 못한다는 결론을 내리게 되었다.

다가불포화지방은 섭취하는 양에 관계없이 피부암의 발생 위험이 증가하는 것과 관련 있는 것으로 보인다. 다가불포화지방을 전혀 공급받지 않고 포화지방만 공급받은 쥐들에게는 피부암이 발생하지 않았다는 점을 기억하자. 우리의 식단에서 모든 다가불포화지방을 제거하기란 거의 불가능하기 때문에 인간의 식단에 이와 동일한 방식으로 접근하는 것은 어려운 문제다. 그러나 우리가 다가불포화지방 섭취를 크게 줄인다면 피부암 발생 위험을 감소시키는 데 기여할 것이라는 점은 충분히 추측할 수 있다. 실험용 쥐들의 경우에도 다가불포화지방 수치가 감소했을 때 피부암 병변의 발생이 훨씬 감소하는 결과를 보여주었다.

의학계에서는 어유(魚油)와 같은 대안적인 형태의 지방에 관심을 갖고 있다. 어유에는 우리 식단에서 일반적인 다가불포화지방을 대체할 만한 특이한 형태의 다가불포화지방이 들어 있다. 어유의 다가불포화지방에서 만들어지는 프로스타글란딘은 일반 프로스타글란딘과 다른 생물학적 기능을 갖고 있다. 연구 결과에 의하면, 이처럼 다른 형태의 프로스타글란딘은 발암성 반응을 억제하는 효과를 갖고 있다. 연구원들은 식단에 어유를 포함시켰을 때 피부암을 예방할 수 있는지에 대한 연구를 계속하고 있다.

암의 발병에서 프로스타글란딘의 역할이 완벽하게 밝혀진 것은 아니다. 프로스타글란딘은 면역 체계가 종양 세포를 인식하여 분리하는 능력을 무력화시키는 데 결부되어 있을 것이라는 의심을 받고 있다. 종양 세포는 다른 곳에서 온 세포이므로 정상적인 상황이라면 면역 체계가 그것을 발견하여 없애도록 되어 있다. 그러나 종양이 성공적으로 자라기 시작하고 아무 방해도 받지 않는다는 것은, 종양 세포를 외부의 침입자로 인식하고 공격하여 없애는 면역 체계의 능력을 약화시키는 일이 내부에서 벌어졌음을 의미한다. 그리고 프로스타글란딘은 이 과정에서 일정한 역할을 하는 것으로 보인다.

또 다른 연구에서는 프로스타글란딘이 암을 유발하는 가장 유력한 용의자라는 주장이 제기되었다. 실험에 사용된 똑같은 생쥐들에게 다가불포화지방에서 프로스타글란딘이 형성되는 것을 억제하는 약물인 인도메타신을 먹인 결과, 피부암의 발병이 눈에 띄게 감소했다.

불포화지방이 어떻게 효소의 활동을 방해하고 면역 체계를 억제하는지를 알아내려는 많은 연구가 있었다.

연구원 피트(Peat)에 의하면, 과도한 양의 불포화지방은 몸의 모든 기능을 방해하는데, 특히 건강과 면역 체계 및 조절 기능에 관여하는 대사 과정에서 반드시 사용되는 효소의 작용을 억제하는 것으로 보인다.

여러분의 식단에 이미 불포화지방이 과도하게 포함되어 있고, 게다가 여러분이 자외선 차단제를 사용하고 있다면, 여러분은 피부암이 발생하기에 가장 좋은 환경을 제공하고 있는 것이다.

앞 장에서도 설명했듯이, 자연에서 인간이 먹을 수 있는 오일은 그렇게 많지 않다. 자연에서 한 스푼의 옥수수유를 얻기 위해서 여러분은 아마 12~18개의 옥수수 열매를 먹어야 할지도 모른다. 옥수수나 곡물 혹은 씨앗에서 오일을 추출할 수 있게 된 것은 80~90년 전의 일이고, 서구 사회에서 샐러드용 오일이나 조리용 기름으로 사용하는 다가불포화지방이나 불포화지방이 빠르게 증가한 것도 이와 때를 같이한다.

건강에 대한 지식이 많은 사람과 오일 생산 엔지니어가 식물성 오일을 보는 관점에서 가장 기본적인 차이가 무엇인지를 명확히 이해해야 한다. 기름 색이 어두울 때 엔지니어는 오일의 색을 맑게 유지하고 냄새와 자극이 없도록 하는 것을 방해하는 '불순물'이 오일에 섞여 있다고 여긴다. 그러나 건강에 대한 지식이 많은 사람은 이러한 '불순물'을 매우 좋은 것으로 받아들인다. 왜 그럴까? 색깔과 냄새 혹은 향을 만들어내는 것들이 바로 영양소이기 때문이다. 영양소를 제거하는 것을 '순도'와 동일시하는 것은 비극적이고 모순적인 일이다. 이를 비극이라고 하는 이유는, 바로 그런 영양소가 있어야 그것을 먹는 사람들의 건강에 기여할 수 있고 그렇지 않으면 반대의 상황이 벌어지기 때문이다. 그리고 모순적이라고 한 것은, 그들이 말하는 '순도'를 원하는 수준까지 높이려면 질 낮은 식품을 만들어야 하기 때문이다.

견과류, 곡물, 콩, 씨앗 혹은 올리브에서 식물성 오일을 추출하는 방법은 세 가지다. 첫 번째 방법은 수압 프레스를 사용하는 것이다. 이것은 고대로부터 사용된 방법으로, 가장 질 좋은 오일을 얻을 수 있고 원래 갖고 있는 영양소들을 가장 많이 남길 수 있는 방법이다. 압력을 가하기 전에 열을 가하지 않고도 충분한 양의 오일을 얻을 수 있는 유일한 두 가지 재료는 참깨와 올리브다. 따라서 수압 프레스를 사용하여 얻은 참기름과 올리브오일만 진정한 '냉압착유'라고 할 수 있다. 그러나 불행히도 '냉압착유' 혹은 '버진 오일'이라는 용어가 일반 소비자들에게는 아무 의미 없는 단어로 사용되고 있다. 제품에 이런 단어를 사용할 때 아무런 법적 규제가 없기 때문에 제조자들은 자기들 나름의 의미로 이 단어들을 가져다 붙인다. 올리브오일에서 '버진'이라는 단어는 열을 가하지 않고 수압 프레스를 이용하여 맨 처음 짜낸 오일을 말할 때 사용한다. '냉압착유'는 열을 전혀 가하지 않고 수압 프레스만 이용하여 오일을 짜낼 때 쓸 수 있는 용어다. 이렇게 짜낸 오일은 자연 상태에 가장 가까워서 자연스러운 색과 냄새, 향을 갖고 있다. 또한 영양이 가장 풍부하고 파괴가 덜 되어 있다. 안타깝게도 이런 방식으로는 많은 양의 기름을 추출할 수 없기 때문에 구하기 어려운 것이 이런 기름이다.

두 번째 방법은 압착기를 사용하는 것이다. 이 방법에선 회전하는 웜축을 가진 스크루가 쓰이는데, 열을 가한 재료를 스크루 한쪽 끝에 있는 틈새에 넣으면 다른 끝으로 이동하여 빠져나올 때까지 지속적으로 증가하는 압력을 받는다. 이때 200~250도의 온도가 유지된다. 이 방법은 당연히 '냉압착'이 아니므로 '열압착(expeller pressed)'이라는 용어를 사용해야 한다.

수압 프레스를 이용해 얻은 오일에는 '냉압착유' 혹은 '압착유'라는 라벨이 붙어 있기 때문에, 여러분은 이런 제품이 원유, 즉 정제되지 않은 오일이라고 생각할 것이다. 하지만 '열압착유'에서는 이것이 사실이 아닌데, 왜냐하면 제조업자들이 압착 과정 이후에 정제 과정을 추가하기 때문이다. 그런가 하면 압착기를 이용하여 열압착 방식으로 추출했지만 정제 과정을 거치지 않은 열압착유를 판매하는 경우도 있는데, 이것은 정제된 열압착유에 비해 건강에 더 유익하다.

마지막 세 번째 방법은 용매를 사용하여 추출하는 것으로, 명백하게 건강에 해롭다. 이 방법에서는 오일을 추출할 재료를 갈아 증기로 찐 다음 (석유에서 나온) 용매와 섞는다. 용매는 재료에서 오일만 용해시키고 오일을 추출한 후 나중에 용액에서 용매만 제거한다. 적은 비용으로 많은 기름을 빨리 추출할 수 있어 식품제조업에서 가장 널리 사용하는 방법이다. 미국에서 판매되는 대두유의 98%가 이런 식으로 추출한 것이다.

용매로 사용되는 것들은 대부분 원유를 정제할 때 나오는 휘발성 석유들이다. 식물성 오일을 추출할 때 주로 사용하는 것은 펜탄(pentane), 헵탄(heptane), 헥산(hexane) 그리고 옥탄(octane)이다. 그 외 합성 트리클로로에틸렌(trichloroethylene)이 사용되기도 한다. 이것들은 가솔린에도 일부 포함되어 있는 화학물질이다. 가장 많이 사용되는 화학물질은 헥산이다. 이와 같은 방법으로 용해하여 추출된 식물성 오일은 압착유가 아니다.

식용유 제조업자들은 공정 중에 사용된 용매가 식용유에 남아 있어도 그 양이 매우 적다고 말하지만 이런 용매가 얼마나 위험한 화학물질인지 알아야 한다.

식물성 오일을 추출할 때 사용하는 용매의 잔류량이 '매우 적다'는 말은 농작물에 살충제의 잔류량이 매우 적다는 말과 유사하다. 인간의 몸에 유입될 수도 있는 석유화학 부산물의 양은 적은 정도가 아니라 전혀 없어야 한다!

추출된 식물성 오일은 수산화나트륨을 이용하여 섭씨 450도에서 정제 과정을 거친다. 이렇게 1차 정제 과정을 거친 식물성 오일은 여과, 탈취, 표백 등의 공정을 거쳐야 비로소 먹을 수 있는 오일이 된다. 브리태니커 백과사전은 정제 오일을 "색이 연하고 산패에 민감한 오일"로 정의하고 있다. 표백 과정에 관해서는 "뜨거운 오일에 활성탄 등을 이용한 물리적인 흡착 방식을 사용한다. 엽록소와 비타민 A를 포함한 많은 불순물이 흡착제에 흡수되어 걸러진다. 이와 같은 방식을 통한 표백은 산패에 대한 오일의 저항성을 떨어뜨린다"고 말한다.

식물성 오일 제조업자들은 귀중한 영양소를 '불순물'로 취급한다.

엽록소와 비타민 A뿐만 아니라 비타민 E와 레시틴 등의 인(燐) 화합물 역시 마찬가지다. 그리고 그들은 오일의 산패를 막는다는 핑계로 방부제를 첨가한다. 소위 '건강식품'이라는 상표를 달고 나오는 제품은 최소한 방부제를 첨가하지 않지만, 산패를 막기 위해서는 반드시 냉장 보관을 해야 한다.

산패가 진행된 오일은 소화시키기가 매우 어려운 것으로 알려져 있다. 산패한 오일은 실험용 생쥐에게 치명적이다. 오일의 산패에 의해 발생하는 퇴행성 질환은 오일 자체에서 비타민 E, F, A가 파괴되고 몸속에서도 그것이 진행되기 때문에 생기는 것이다.

식물성 오일을 정제하는 과정은 통밀가루나 설탕을 정제하는 과정과 매우 유사하다. 이들 공정에서는 모두 천연 비타민과 미네랄, 효소 등이 풍부한 원재료를 사용하는데 그런 영양소들이 모두 제거되고 하나도 남지 않은 '식품이 아닌 식품'을 만든다.

정제되지 않은 식물성 오일을 산패에서 지켜주는 것은 무엇일까? 정제되지 않은 식물성 오일에는 천연 항산화제가 그대로 남아 있어 산패를 막아준다. 그렇다면 오일이 산패되었는지는 어떻게 알 수 있을까? 한 방울만 맛보면 알 수 있다. 산패한 기름은 맛이 매우 쓰기 때문에 바로 상태를 알 수 있다. 하지만 정제된 오일은 맛이나 향도 없고 색도 없기 때문에 산패되어도 알아차리는 것이 거의 불가능하다.

현대인들이 섭취하는 다가불포화지방의 양이 90년 전에 비해 16배나 증가했다는 사실은 매우 흥미롭다. 여기에는 식품에 함유된 다가불포화지방이 포함되지도 않은 값이다.

북미와 유럽 사람들의 식단은 지난 30년 동안 급격히 변화했다. 현재 정제된 식물성 오일, 특히 대두유는 대부분의 간편식이나 빵 그리고 가공식품에 사용되고 있으며 하루에 섭취하는 열량의 20% 정도가 이런 식품에 포함된 다가불포화지방에서 나온다.

이것이 우리의 건강에 해로운 이유는 무엇일까?

대두유나 카놀라유 같은 정제된 식물성 오일은 오메가6 지방산이다. 우리 몸은 생존을 위해 지방을 필요로 하지만, 많은 영양학 전문가들은 적절한 건강을 유지하기 위해선 우리가 섭취하는 오메가6와 오메가3 사이에 균형을 맞춰야 한다고 믿고 있다. 오메가6 지방산은 씨앗이나 견과류 등에 많고, 오메가3 지방산은 주로 치아시드, 아마씨, 호두, 아몬드 그리고 연어, 정어리, 청어, 고등어 등의 냉수성 어류 등에 많이 들어 있다. 호박, 브로콜리, 콜리플라워, 시금치, 양배추 등의 채소에도 많은 양의 오메가3 지방산이 들어 있다. 현대인들은 오메가6 지방산과 오메가3 지방산의 비율을 1:1이 아닌 10:1이나 50:1의 비율로 섭취한다. 건강을 위해서는 무엇보다도 이러한 비율을 근본적으로 바꾸어야 한다.

가공식품에는 대두유가 널리 사용되므로 우리 식단에서 오메가6 지방산의 비율을 급격히 줄이는 것이 어려울 수도 있다. 오메가6 지방산 섭취를 줄이는 가장 안전하고 확실한 방법은 가공식품을 멀리하고 앞에서 알려준 신선한 식재료로 직접 준비한 식사를 하는 것이다

인간은 전통적으로 하루에 섭취하는 열량의 15~20%를 지방과 오일에서 얻었다. 그러나 현대인들은 정제 오일, 기름기 가득한 간편식,

트랜스지방산이 들어 있는 마가린, 쇼트닝 그리고 수소가 첨가된 식물성 오일, 지방이 많아진 돼지고기와 소고기 등을 통해 40%의 열량을 얻는다.

인간의 건강에 적절한 양(15~20%)의 지방과 오일을 섭취해야 할 뿐 아니라, 올바른 종류와 비율로 섭취해야 한다. 무엇이 건강에 도움이 되고 무엇이 해가 되는지를 정확히 알고 선택해야 한다.

정제된 다가불포화지방이 건강에 해로운 것은 사실이지만, 자연에서 얻을 수 있는 다가불포화지방까지 해롭다는 얘기는 아니다. 실제로 다가불포화지방산은 적절한 양을 섭취했을 때 건강에 도움이 되는 필수지방산 중 하나다. 필수지방산은 비타민과 같은 것으로, 한때 비타민 F로 표현되기도 했다.

지용성 비타민을 지나치게 섭취했을 때 우리 몸은 그것을 모두 배출하지 못하고, 이것이 건강에 해로운 비타민과다증을 일으킨다는 사실을 명심해야 한다. 마찬가지로, 우리가 반드시 섭취해야 하는 필수지방산도 적절한 양만 섭취해야 한다. 필수지방산을 지나치게 섭취했을 때, 그 결과는 결코 바람직하지 않다. 하지만 적정량의 필수지방산은 단백질이나 비타민 혹은 미네랄을 섭취하는 것만큼이나 건강에 매우 중요하다.

필수지방산은 리놀레산이든 리놀렌산이든 몸의 모든 세포에서 중요한 역할을 한다. 두 형태의 필수지방산 모두 파괴에 극도로 민감하고 빛이나 산소에 노출되거나 고온으로 가열 혹은 수소 첨가 반응을 시키면 독성 물질로 변한다. 건강을 지키려면 두 가지 형태의 필수지방산이 자연 그대로의 상태에서 적절한 양으로 식단에 포함되어야 한다. 우리 몸에서 다가불포화지방을 완전히 제거하는 것은 불가능한 일이고, 그렇게 해서도 안 된다는 점을 다시 한 번 강조한다. 다가불포화지방의 결핍 역시 건강에 좋지 않은 영향을 미친다.

리놀레산이 부족하면 20세기의 많은 퇴행성 질병들과 닮은 증상들이 나타난다. 물론 지난 50여 년 동안 옥수수 등을 이용한 식용유를 많이 쓰면서 다가불포화지방 섭취가 늘어나 리놀레산 섭취량이 극적으로 증가한 덕분에 리놀레산 결핍 현상은 거의 일어나지 않는다.

오히려 우리가 섭취하는 리놀레산 양이 지나치게 많다. 리놀레산이 건강에 필수적이기는 하지만, 너무 많은 양을 섭취하면 종양과 암의 성장을 촉진할 수 있다는 사실을 잊어서는 안 된다.

필수지방산의 가장 훌륭한 공급원인 씨앗과 견과류에는 단백질, 미네랄, 비타민, 섬유질 그리고 신선한 지방 및 오일과 함께 훼손되지 않은 형태의 천연 필수지방산이 포함되어 있다.

우리가 아무것도 가공되지 않은 신선한 식재료, 우리가 살고 있는 땅에서 태양의 도움으로 숙성되어 제철에 수확한 좋은 식재료에 무언가 가공 과정을 첨가할 때마다 가치 있는 것들이 식품에서 빠져나간다. 이렇게 잃어버린 것들을 우리는 건강을 지불하며 구입해야 한다. 오일의 경우도 마찬가지다.

상업적으로 식재료나 식품을 제조하는 기업에서는 값싸고 무언가 빠져 있어 먹을 수 없는 재료를 이용해 제품을 만들고, 이렇게 만든 제품을 정제하고 혼합하거나, 향과 색을 없앤 다음 투명한 유리병이나 플라스틱 용기에 담아 시장에 내놓는다.

마가린이나 쇼트닝 등의 경화유는 수소가 첨가된 오일로 정크푸드, 간편식, 캔디, 당과류, 쿠키, 빵 등에 사용된다.

이런 제품에 들어 있는 필수지방산은 대부분 파괴되어 콜레스테롤 수치를 증가시키고 암과 동맥경화의 발생을 촉진하는 독성 물질로 바뀐다. 이러한 독성 물질들 중 가장 큰 부분을 차지하는 트랜스지방산은 다른 식품 첨가물의 두 배에 이르는 양이 식품에 포함되어 있다.

우리 몸은 약간의 경화유를 처리할 수 있지만, 너무 많은 양의 경화유나 포화지방을 섭취하면 혈소판이 응집되고, 신진대사율이 느려지며, 지방이 축적되어 체중이 증가하고, 인슐린의 기능을 저해하며 필수지방산의 기능을 방해한다.

그렇다면 어떻게 해야 할까? 소량의 포화지방은 자연스러운 식단의 일부분이다. 정제된 오일, 가열된 오일 그리고 마가린이나 쇼트닝, 간편식 등에 들어 있는 경화유는 자연의 음식이 아니므로 피해야 한다. 자연에서 나오지 않은 지방은 소화를 방해하고 독성을 축적시켜 결국에는 독성 중독을 일으킨다. 지나치게 많은 양의 자유라디칼이 있다는 것은 몸에 독성이 가득하다는 것을 의미한다.

이런 것들이 피부 조직에 스며들면 짧은 시간 자외선에 노출되어도 햇빛 화상을 입거나 피부 세포가 손상된다. 여러분의 눈과 피부가 햇빛에 민감하다면, 이것은 여러분의 몸에 독성이 축적되어 있음을 의미한다.

여러분의 몸은 무언가 변화가 일어났을 때 자신의 몸 상태를 알릴 수 있는 자연스러운 능력을 갖고 있다. 무언가가 잘못되었을 때, 여러분의 몸은 조치가 필요하다는 것을 알려주는 특별한 신호와 증상을 드러낸다. 경솔하게 의학의 방해를 받지 않으면서 이것을 주의 깊게 관찰하고 원인을 추론한다면, 무언가 부족하거나 넘쳐나서 드러나는 문제임을 쉽게 알아낼 수 있을 것이다. 그리고 이런 문제들은 너무 모자라는 것을 보충하고 너무 많은 것을 줄이는 것만이 완벽한 해결책이 될 수 있다. 몸의 기능은 모든 것들이 균형을 이뤘을 때 정상적으로 기능한다.

여러분의 눈과 피부가 햇빛에 민감하다면 내부의 독성 물질을 제거해야 한다. 지나치게 축적된 독성을 씻어내야 하는 것이다. 태양을 피하려는 노력은 심각한 햇빛 부족을 초래하고, 이것이 더 심각한 건강 문제를 일으킬 수 있다. 부족한 것에서 무언가를 빼내어 이미 넘쳐나고 있는 것에 더하면 건강은 더욱 악화될 뿐이다. 그런 상황에서 햇빛을 피하는 것은 본질적인 원인을 처리하는 대신 몸의 치유 효과를 억압하는 것과 같다. 그것은 위험하고 쓸데없는 노력일 뿐이다.

눈을 통해 들어온 자외선은 면역 체계를 활성화하는 것으로 알려져 있다. 오늘날 미국인의 50% 이상이 처방약을 복용하거나 자외선 차단 선글라스를 착용함으로써 대부분의 자외선을 차단하고 있다. 플라스틱 안경을 착용하는 최근의 패션 역시 자외선을 차단한다. 콘택트렌즈도 마찬가지다. 실내 생활, 자외선 차단제, 의복 착용, 자외선 반사 유리창 등 역시 우리에게서 자외선을 빼앗아가고 있다.

규칙적으로 햇빛을 쬐지 않으면 나이가 들수록 면역 체계의 효율성이 감소한다.

햇빛을 쬐면 몸의 조직에서 산소의 사용량이 증가하지만, 햇빛을 쬐지 못하면 우리의 세포는 산소 부족으로 고통을 겪는다. 이것은 세포가 비정상적으로 기능하면서 너무 빨리 늙어 심지어 죽음을 맞기도 한다. 햇빛이라는 영양소의 결핍으로 굶주렸을 때, 우리는 자연이 이미 그것을 치유하기 위해 기다리고 있다는 사실을 모른 채 엉뚱한 곳에서 도움을 얻으려 하는 경향이 있다.

아픈 사람들이 실내에서만 생활하는 것은 불행한 일이다. 심지어 커튼을 치고 창문을 닫기도 한다. 그러나 자연이 만들어준 가장 강력한 치유의 힘이 문밖에서 우리가 그것을 사용할 때만 기다리고 있다.

제15장

햇빛을 더 많이 쬐는 방법

이제 여러분은 햇빛이 공기나 음식 혹은 물과 마찬가지로 생명과 건강을 위해 반드시 필요한 요소임을 분명히 이해했을 것이다. 또 여러분은 햇빛이 우리에게 얼마나 유익하고, 그것이 통상적인 질환이든 무시무시한 질병이든 햇빛을 이용해 예방하거나 치유할 수 있다는 사실을 깨달았을 것이다.

햇빛은 영양소이면서, 약이고, 동시에 해결책이다. 여러분이 약국에서 구입하는 것들과는 차원이 다르다. 햇빛은 근본적으로 누구나 사용할 수 있는 것이다. 사용량도 여러분이 조절할 수 있고, 여러분이 적절한 양의 햇빛을 사용했는지 여부는 몸이 알려준다.

햇빛이 누구나 언제든 이용할 수 있는 것이지만, 어떤 사람들은 개인적인 사정 때문에 그런 혜택을 맘껏 누리지 못할 수도 있다. 예를 들어 9시에 출근해서 빨라야 5시에 퇴근할 때까지 주로 앉아서 일하는 직장인들은 일주일 내내 낮 시간의 대부분을 책상 앞에서만 지낸다. 그런 경우라면 태양에너지를 흡수할 수 있는 시간이 절대적으로 부족하다. 하지만 꼭 밖으로 나가지 않아도 간접적인 방법으로 태양에 노출되는 시간을 늘려 상황을 호전시킬 수 있다.

햇빛의 혜택을 누리고 싶지만 실외에서 많은 시간을 보낼 수 없다면, 아래와 같은 노력을 통해 실내에서도 더 많은 햇빛을 쬘 수 있을 것이다.

- 창문은 자외선을 투과시키는 유리로 만들어야 한다.
- 그런 창문을 가능한 한 많이 만든다.
- 더 많은 햇빛이 들어올 수 있도록 커튼을 열어둔다.
- 계절과 날씨가 허락한다면 창문을 열어둔다.
- 태양광과 비슷한 파장의 빛을 방출하는 스펙트럼 라이트를 가능한 한 많이 설치한다.

온난한 지역에 사는 사람은 규칙적으로 일광욕을 할 수 있다. 여름에는 태양에서 오는 자외선의 강도가 너무 강하고 적외선이 많아 불편함을 느낄 수 있는 오전 10시에서 오후 3시 사이의 햇빛을 피하는 것이 좋다. 어떤 이유로든 지나치게 오랜 시간 햇빛을 쬐었다고 생각된다면 알로에베라, 코코넛오일 혹은 올리브오일을 바른다. 일광욕

전에는 일광욕의 효과를 극대화시키고, 혹시 있을지도 모르는 기름기를 제거하기 위해 샤워를 하는 것이 좋다. 햇빛 화상에 특히 효과가 좋은 것으로 알려진 알로에베라에는 세포벽을 구성하는 화합물인 리그닌(lignin)이 함유되어 있다. 리그닌은 피부가 빨리 치유되도록 돕는다.

또한 알로에베라는 뛰어난 진통 효과를 갖고 있으며 피부를 식혀주는 역할을 한다. 그리고 아스피린에 있는 진통제인 살리실산도 들어 있다. 알로에베라에 들어 있는 지베렐린(gibberellin)과 글리칸(glycan)은 뛰어난 소염 효과를 보여준다.

버진코코넛오일과 올리브오일은 천연 보습제로, 특히 햇빛 화상을 치유하는 데 효과적이다.

겨울과 봄가을에는 햇빛이 부드러우므로 여름처럼 정오 무렵의 햇빛을 피할 필요가 없다. 겨울의 아침과 저녁 시간은 햇빛의 강도가 약하기 때문에 오히려 정오 무렵의 한낮에 햇빛을 쬐는 것이 더 좋다.

사람들은 보통 여름에만 일광욕을 해야 하는 것으로 생각하는데, 그것은 사실이 아니다. 바람을 완벽하게 가릴 장소만 있다면 추운 겨울에도 충분히 일광욕을 할 수 있다.

햇빛을 받을 수 있는 방향으로 벽 한쪽에 일광욕을 할 수 있는 장소를 마련한다. 이때 측벽은 반드시 바람을 막을 수 있는 재료로 만들어야 하고, 태양을 향한 벽은 고도가 낮은 태양으로부터 최대한의 햇빛을 받아들일 수 있도록 약간 기울어 있어야 한다.

담요를 깔고 누우면 실내에 있을 때보다 더 따뜻하다는 것을 알 수 있을 것이다.

좀 더 실용적인 방법은 날씨가 화창할 때 망설임 없이 창문을 활짝 여는 것이다. 나는 몹시 추운 지역에서 지낼 때도 이 방법을 사용해 왔다.

미용이 아닌 건강을 위한 목적으로 일광욕을 한다면, 단계적으로 진행하는 것이 매우 중요하다. 처음에는 햇빛 화상을 피하기 위해 짧은 시간 동안 일광욕을 하고 이것이 익숙해지면 시간을 점점 늘려가다 충분한 시간이 되었을 때 그것을 규칙적으로 반복해야 한다.

도시인들은 갑작스러운 환경 변화에 적응하는 방법을 오랫동안 잊고 살았다. 우리가 자연의 계절 변화를 속이고 과학기술을 이용해 주변 환경을 일정하게 유지하는 방법을 만들어냈기 때문이다. 그 결과, 오히려 적응력이 떨어져 환경의 변화에 대처할 수 없게 된 것이다. 따라서 완전히 새로운 환경에 갑자기 몸을 던지는 것이 종종 위험할 수도 있다. 시간을 갖고 달라진 환경에 단계적으로 적응하는 것이 좀 더 현명하고 현실적인 접근 방법이다. 일광욕을 시작할 때도 마찬가지다.

햇빛 치료를 시작하려면 (가능하다면) 몇 분 동안 몸 전체를 노출시키고, 그런 다음 날마다 햇빛에 노출되는 시간을 조금씩 늘려 20~30분 동안 일광욕을 한다. 그것이 어렵다면, 일주일에 여러 날 동안 하루에 40~60분 동안 햇빛 아래 산책하는 것도 비슷한 효과를 볼 수 있다. 이 정도면 여러분의 신체와 정신을 건강하게 유지하는 데 필요한 충분한 양의 햇빛을 쬘 수 있을 것이다. 여러분의 몸은 일정량의 비타민 D를 저장할 수 있고, 저장된 비타민 D는 겨울철에 4~6주 동안 남아 있을 수 있지만, 틈날 때마다 직접 햇빛을 쬐어 '비타민 D 배터리'를 충전시켜놓는 것이 좋다.

경험으로 미루어볼 때, 그림자의 크기가 실제 키보다 길어지면 태양으로부터 오는 UVB 자외선의 강도가 피부에서 비타민 D를 생산할 만큼 충분히 강하지 않은 것이다.

또한 일광욕을 하고 나서 몸을 씻을 때, 음부와 겨드랑이를 제외한 나머지 부분에는 비누를 사용하지 말아야 한다. 비누는 햇빛에 노출되어 있는 동안 피부에서 생산한 비타민 D를 포함한 모든 유분을 제거한다. 피부에서 생산한 비타민 D를 몸이 모두 흡수하는 데는 최대 48시간이 필요하다. 일광욕을 할 때는 당연히 자외선 차단제를 사용해서도 안 되는데, 자외선 차단제를 사용하면 피부에서 어떤 형태의 비타민 D도 생산하지 못하기 때문이다.

제16장

고대인들의 태양 응시

문화와 종교를 막론하고 대부분의 고대인들은 햇빛이 불멸과 깨침의 열쇠라는 사실을 알고 있었다. 고대 잉카인, 이집트인, 힌두교도, 조로아스터교도, 그리스인, 로마인, 중국인 그리고 아메리카 원주민들은 하루의 특정한 시간에 특별한 기도문과 주문을 암송하고 태양을 응시하면서 여러 가지 의식을 행했다. 많은 고고학자와 인류학자들은 이러한 의식을 원시 사회의 관례적인 태양 숭배라고 무시했다.

과학자와 역사학자들은 물리적으로 존재하는 태양은 그저 숭배의 대상을 표현하는 겉으로 드러난 상징에 불과하며, 실제로 그들이 숭배하는 것은 물리적 태양의 이면에 존재하는 영적인 태양, 즉 사람들을 교화시키고 밝은 곳으로 인도하는 영적 존재라는 사실을 깨닫지 못했다.

태양에너지는 두뇌에 힘을 주는 원천이다. 태양에너지는 공기, 물, 불 그리고 토양을 통해 우리 몸으로 들어온다. 햇빛은 선글라스나 렌즈로 가리지 않는 한 인간의 눈을 통해 가장 쉽게 몸으로 직접 들어오고 밖으로 빠져나갈 수 있다. 눈은 햇빛이 몸으로 들어올 수 있는 가장 큰 대문이다.

태양 응시는 고대인들이 몸과 정신을 치유하기 위해 사용했던 방법이다.

눈은 엄청 많은 수의 부품이 얽혀 있고 독특한 기능을 하는 매우 복잡한 기관이다. 눈의 가장 기본적인 기능은 빛과 어둠을 인식하는 것이다. 단세포 생물들도 '눈'의 역할을 하는 가장 기본적이고 단순한 부분조차 24시간 주기 리듬(circadian rhythm)을 유지하기 위해 주변에 빛이 있는지 혹은 어두운지를 측정하는 기본적인 기능만은 갖고 있다.

카메라의 렌즈 역할을 하는 눈은 햇빛의 모든 스펙트럼을 인식하여 색을 구분할 수 있다. 카메라에서는 다양한 광선이 필름의 화학물질과 반응하거나 화상 신호로 바뀐다. 마찬가지로 뇌의 솔방울샘으로 들어온 광선은 뇌 안에서 화학적인 신호로 바뀌어 몸의 여러 장기와 기관으로 전달된다.

몸의 주요 기관의 기능은 빛의 스펙트럼 안에 있는 특정한 색의 빛에 의존한다. 예를 들어 신장(콩팥) 세포가 적절한 기능을 수행하려면 붉은빛이 필요하다. 심장 세포는 노란빛을 필요로 하고, 간세포는 초

록빛을 필요로 한다. 몸의 어떤 장기나 기관이든 빛이 부족하면 질병을 일으킬 수 있다. 따라서 규칙적으로 태양을 응시하는 것은 몸의 모든 세포가 균형과 효율성을 되찾는 데 큰 도움이 된다.

솔방울샘은 우리 몸의 분비샘 중에서 가장 많은 연구가 이루어진 것들 중 하나다. 과학자들은 밝은 빛이 솔방울샘에서 세로토닌과 멜라토닌의 생산을 촉진하지만, 솔방울샘에서는 기분과 수면을 조절하고 생식기능과 체온을 조절하는 것보다 더 심오하고 복잡한 효과를 나타내는 다른 신경화학물질도 만든다는 사실을 알아냈다.

솔방울샘 분야의 권위자인 조지 브레나(George Brenarr) 박사를 비롯한 펜실베이니아 대학교의 과학자들은 2002년에 130일 동안 인도의 히라 라탄 마넥(Hira Ratan Manek)이라는 사람이 보여준 햇빛 명상을 관찰한 결과, 그의 솔방울샘 크기가 커지고 활성화되는 것을 발견했다. 솔방울샘의 평균적인 크기는 가로세로 6×6mm이지만, 햇빛 명상을 하는 사람의 솔방울샘은 8×11mm까지 커졌다.

과학자들은 솔방울샘을 '퇴화된 제3의 눈'이라고 부른다. 실제로 솔방울샘은 주요 내분비샘인 뇌하수체와 함께 퇴화된 눈이 아니라 잠시 활동을 중단한 제3의 눈으로 불린다. 중세 이후 회원들에게만 비전으로 전해진 장미십자회(The Rosicrucians)의 가르침을 현대인에게 공개한 맥스 하인델(Max Heindel)의 저서에 의하면, 사람은 활성화된 솔방울샘과 뇌하수체를 통해 내면세계와 접촉했다고 한다. 인간이 사용할 수 있는 가장 강력하고 고차원적인 에너지의 원천으로서 제3의 눈은 항상 심령의 힘〔신통력, 예지력, 기(氣) 감지 등〕을 일깨우는

데 중요한 역할을 했다.

'제3의 눈'을 활성화하고 높은 차원의 것들을 감지하려면 솔방울샘과 뇌하수체가 함께 진동해야 하는데, 이는 명상이나 태양 응시를 통해 가능하다. 솔방울샘에는 자성 물질이 있어서 자신만의 자기장을 만들 수 있다. 이 자기장은 자구의 자기장과 상호작용을 할 수 있다. 동이 틀 무렵의 태양풍은 지구의 자기장을 충전시키고 송과선을 자극한다. 바로 이것이 종교적 교리에서 새벽 4시에서 6시 사이가 명상을 위한 최적의 시간이고 태양을 응시하기에 가장 좋은 시간이라고 주장하는 이유가 된다. 이 시간에는 송과선이 뇌하수체를 자극하여 인간 성장호르몬(HGH)이 분비되도록 만든다. 바로 이런 이유로 태양 응시를 하면 손발톱이나 머리카락이 빨리 자라는 경험을 하게 되며, 머리색이 돌아오고 젊음을 되찾게 되는 것이다. 클레오파트라는 뇌하수체를 자극하여 젊음과 미모를 되찾기 위해 이마에 자석을 갖다 대기도 했다. 그녀는 자신의 머리 안에 이미 자석이 들어 있다는 사실을 몰랐던 것이다.

태양을 응시하는 기법에는 많은 시간과 노력이 필요하지 않을뿐더러 매우 간단하다. 반드시 아침 혹은 저녁 무렵에 태양이 떠오르거나 지기 전 한 시간 이내에 태양을 응시한다. 떠오르는 태양이나 저무는 태양을 하루 한 번 쳐다본다. 첫째 날은 긴장을 풀고 최대 10초 이내로 태양을 바라본다. 둘째 날은 20초까지 바라보고 날마다 10초씩 시간을 늘려간다. 이렇게 열흘이 되면 마지막 날에는 태양을 100초간 바라보게 될 것이다. 눈을 깜박이는 것은 문제가 되지 않는다. 태양 응시의 장점을 충분히 누리려면 하루에 10초씩 늘리는 것을 3개월간 계속해야 한다. 그렇게 하면 3개월 후 여러분은 하루에 15분 동안 태양을 응시하게 된다.

이 정도가 되면 태양광을 통해 전달되는 태양에너지가 눈을 통해 들어와 망막 뒤쪽에 위치하여 뇌로 연결되는 통로인 시상하부를 충전한다. 뇌가 이 통로를 통해 점점 더 많은 에너지를 얻으면 정신적 긴장과 걱정이 사라지고 있는 자신을 발견하게 될 것이다. 여러분은 이렇게 추가 에너지를 공급받음으로써 좀 더 긍정적인 사고방식과 자신감을 가질 수 있게 된다. 근심과 우울함이 사라지는 것이다. 슬픔과 우울함은 햇빛을 쬐는 시간이 부족할수록 그 정도가 심해지는 것으로 알려져 있다. 여러분의 뇌는 걱정과 두려움을 떨쳐내고 치유와 정신적·신체적 건강을 증진시키는 일에 새롭게 공급받은 에너지를 사용할 수 있게 된다.

태양을 응시하면서 얻는 혜택 중에 가장 자주 보고되는 것이 시력의 개선이다.

생명과 영원한 시력을 선사하면서, 현인들에 의해 진리의 시작이자 궁극적 진리로 불린 태양은 인류가 가장 먼저 깨달은 최고의 치유 수단이다. 우리는 인류가 태어날 때부터 태양으로부터의 치유에 의존해 왔다.

이제 햇빛의 혜택을 맘껏 누리자!

삶이 윤택해지고 경제적으로 풍요로워질수록 사람들은 자신과 가족의 건강에 더 많은 관심을 갖게 된다. 시간과 노력이 들고 더 비싼 값을 치르더라도 자연이 만든 좋은 재료를 이용해 음식을 만들어 먹으려는 사람들이 늘어나고, 바쁜 생활 속에서도 애써 시간을 내어 규칙적으로 운동하려는 사람들이 많아지는 것이 그 증거다. 번잡한 도시의 오염된 공기와 소음을 피해 자연 속으로 여행하는 사람들도 늘어나고, 국제적으로는 지구의 환경을 걱정하는 목소리도 점점 커지고 있다.

실내에서 운동하던 사람들도 햇살이 따사로운 봄이 오고 여름이 오면 밖으로 나가 자전거를 타거나 조깅을 하고, 추운 계절에는 따뜻한 남쪽으로 여행을 떠나기도 한다. 그런데 여기에 우리가 미처 생각하지 못한 문제가 하나 있다. 야외에서 운동하거나 바닷가로 해수욕을 떠날 때, 혹은 멀리 남쪽으로 여행을 떠날 때 사람들이 빼놓지 않고 반드시 챙기는 물건이 있는데, 바로 선크림이라고 부르는 자외선 차단제나 선글라스다.

대부분의 사람들이 햇빛 아래로 나아갈 때 너무나도 당연하다는 듯 자외선 차단제를 바르고 선글라스를 착용한다. 아마도 햇빛이 위험하다는 고정관념이 머릿속에 너무 깊숙이 박혀 있기 때문일 것이다. 실제로 많은 사람들이 뜨거운 여름에 해수욕을 하거나 운동을 한 후에 햇빛 화상으로 고생한 기억을 갖고 있을 것이다. 햇빛은 그토록 위험하기만 한 것일까? 정말 그렇다면 현대인처럼 자외선 차단제의 '혜택'을 입지 못해 햇빛의 무자비한 '공격'에 속수무책 노출되어 있던 옛사람들은 대부분 악성 흑색종이나 피부암으로 목숨을 잃었어야 하는 것 아닐까?

지구 상의 모든 생명체는 살아가는 데 필요한 모든 에너지를 태양으로부터 오는 햇빛에서 얻는다. 그럼에도 불구하고 햇빛이 그토록 위험한 존재라면, 우리의 조물주는 심보가 대단히 고약한 존재라고박에는 달리 할 말이 없을 것이다. 단언컨대 햇빛은 절대 위험한 존재가 아니고, 우리가 애써 차단하거나 피해야 하는 것이 절대 아니다. 우리는 살아가는 데 필요한 모든 에너지를 형태를 바꾼 태양에너지에서 얻는다. 그리고 생명력과 면역력을 유지하는 데 있어 가장 중요한 요소 중 하나가 바로 이 햇빛이다.

비타민 D가 우리의 면역 체계에서 매우 중요한 역할을 하고, 인간이 비타민 D를 얻는 거의 유일한 방법이 피부에 햇빛을 쬐어 스스로 만드는 것이라는 사실은 이제 많은 사람들이 알고 있는 상식이 되었다. 인간이 하루의 대부분을 햇빛을 피해 실내에서만 지내게 된 것은 최근 100여 년간에 걸쳐 생긴 변화일 뿐이다. 우리의 선조들은 많은 시간을 실외에서 지내며 자연스럽게 햇빛을 쬐고 태양의 혜택을 누리면서 살아왔다. 자신의 건강을 끔찍이 여기는 사람들이 정작 햇빛을 차단하기 위해 자외선 차단제를 두껍게 바르고 선글라스를 쓴 채 운동하러 밖으로 나가는 모습은 그야말로 슬픈 코미디일 뿐이다.

다시 한 번 말하지만, 햇빛은 절대 위험한 존재가 아니다. 모든 생명체에게 에너지를 주고, 생명력과 면역력을 강화시켜주는 햇빛을 온몸으로 받아들여야 한다. 자연은 절대로 실수하는 법이 없다. 햇빛도 마찬가지다. 우리가 그것을 제대로 이용하지 못하는 것이 문제일 뿐이다. 저자는 이 책을 통해 햇빛에 대한 많은 사람들의 오해를 풀고, 자연의 무한한 혜택 중 하나인 햇빛을 올바로 사용하는 방법을 알려주려고 한다. 이 책을 읽는 독자들께서는 부디 태양과 자연의 혜택을 올바르게 누리고, 자신의 건강을 스스로 돌볼 수 있는 현명한 판단을 내리길 기대한다.

정진근

햇빛의 선물

초판 1쇄 발행 | 2016년 6월 23일
초판 5쇄 발행 | 2024년 1월 23일

지은이 | 안드레아스 모리츠
옮긴이 | 정진근
발행인 | 김태진, 승영란
편집주간 | 김태정
마케팅 | 함송이
경영지원 | 이보혜
디자인 | 여상우
출력 | 블루엔
인쇄 | 다라니인쇄
제본 | 경문제책사
펴낸 곳 | 에디터
주소 | 서울특별시 마포구 만리재로 80 예담빌딩 6층
전화 | 02-753-2700, 2778 팩스 | 02-753-2779
출판등록 | 1991년 6월 18일 제313-1991-74호

값 12,800원
ISBN 978-89-6744-168-5 03510